JN025150

医療・福祉職のための

量的研究入門

研究構想から統計解析, 論文執筆まで

著 三田寺裕治

南 山 堂

はじめに

　本書は量的研究を体系的に学習するための入門書である．初めて量的研究に取り組む医療・福祉職の方や，それを目指す学生を主な読者として想定し執筆を行った．

　研究とは，既存の知識体系の上に立って，新たな知識を加える論理的思考の営みであるが，その知識体系は教科書のように明示されているわけではないため，研究者自ら規定しなければならず，初学者にとっては難関である．

　また，付け加える知識は新しいものでなければならないが，新しければ何でもよいわけではなく，意味のあるものでなければならない．しかし，初学者にとっては何が「意味あるもの」なのか，そもそもわからないことが多い．さらに，本格的な論理的思考のトレーニングを受けてこなかった者にとっては，論理的思考を行うこと自体，大きな心理的負荷がかかる．

　そのため，初めて研究に取り組む人のなかには，壁に直面し挫折したり，論文としてうまくまとめられなかったりして，苦慮している人もいるのではないだろうか．実は筆者自身も苦慮した一人である．研究の進め方や論文の書き方についての手引書を作成し，研究に苦慮している方の一助になればとの思いから，本書の執筆をスタートさせた．本書が少しでも皆様の研究活動の助けとなれば幸いである．

　研究には直接必要がないもの，難解なものなどはコラムに収めた．読まなくても研究に支障はないが，理解を深めたり知見を広げたい場合は，一読をおすすめする．

　なお本書は，医療福祉分野の一般的な量的研究の方法について述べたものであり，学問分野やジャーナルによっては，本書の内容があてはまらない場合があることに注意いただきたい．例えば心理学系や医学系では，より厳密な統計処理が求められたり，経済学系では，独特の統計処理（時系列分析など）が使われたりすることがある．またジャーナルによっては，結果のなかに方法の一部（調査研究における統計処理の方法など）が含まれたり，考察のなかに結論が含まれたりすることもある．

　すでに研究指導を受けている方で，本書の記述と指導教官の指示が異なる場合は，指導教官に従っていただきたい．また，わかりやすさを第一にしたため，やや正確さを犠牲にした部分もあるが，ご容赦願いたい．

　本書の刊行にあたって，南山堂編集部の原山星舟氏に大変お世話になった．ここに記して厚く御礼申し上げる．

2023 年 7 月

三田寺裕治

contents

量的研究の方法と
基本的プロセス

I データの種類による研究方法の分類

　量的研究の方法は大きく2つに分けることができる．1つはすでに蓄積されている既存データを活用して研究を行う方法である．もう1つは，研究者自らが実験や調査などを企画・設計し，データを収集・分析する方法である．双方とも，数量的なデータを用いて統計的に分析する研究法である．

1 既存データを活用する方法

　各府省庁が公表する統計データを一つにまとめた政府統計のポータルサイト「e-Stat」の運用が2008年より開始された（図1-1）．このサイトは各府省庁が実施している統計調査の各種情報をワンストップで提供することを目指しており，各府省庁が公表する統計データ，公表予定，新着情報，調査票項目情報などの各種統計情報を公開している．2018年1月にリニューアルされ，マルチデバイス対応，データ検索機能の強化，統計表レイアウトの編集機能の強化，地理情報システムの統合などの機能が新しく搭載された．
　2016年12月14日には「官民データ活用推進基本法」が施行され，国

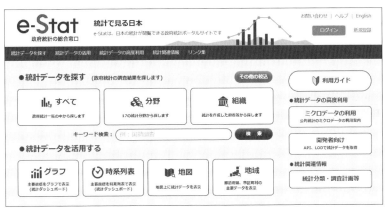

図 1-1　e-Stat 政府統計の総合窓口

（www.e-stat.go.jp）

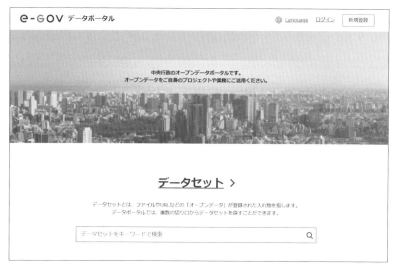

図 1-2 データカタログサイト「e-Gov データポータル」

(https://data.e-gov.go.jp)

および地方公共団体はオープンデータに取り組むことが義務づけられた. オープンデータへの取り組みにより, 国民参加・官民協働の推進を通じた諸課題の解決, 経済活性化, 行政の高度化・効率化などが期待されている[1].

　図 1-2 は各府省庁が公開する公共データの横断的検索を可能とするデータカタログサイト「e-Gov データポータル」である. 今後は, こうした政府や自治体が公開しているオープンデータソースを活用して新たな知見を導出する研究が増加するものと思われる.

　医療分野では, DPC データやレセプトデータ, 健診データなど日々の臨床のなかで得られるリアルワールドデータ (RWD) を活用して, 臨床疫学研究や医療政策, 病院経営に関する研究が精力的に行われている.

　経営学の分野では, 一般公開されている上場企業の情報 (株価, 財務など) を利用した企業経営や株価, 投資に関する研究が盛んである. また, 近年ではインターネットの利用データ (Google トレンド, Amazon API など) も入手できるようになったことから, それらを活用した検索やネット販売に関する研究も可能になっている. また, 経済学の分野においては, e-Gov データポータルのほか, 世界銀行や国際通貨基金 (IMF) が公開している経済データを利用した経済モデルの検証などが行われており, 気象学の分野では, アメダスなどの気象データが温暖化や気象予測, 再生可能エネルギー (太陽

光，風力など）の研究に活かされている．そのほかにも国土地理院が公開している地理データは，都市開発，交通政策，災害対策，歴史学といったさまざまな研究に利用されている．

　大規模な既存データベースを活用して分析を行う場合，十分なサンプル数の確保や，調査票の作成や標本抽出，質問紙の発送といった作業の省略ができるという長所がある．一方で，自らの研究に必要な変数がデータに含まれていなかったり，また交絡因子のデータが含まれていない場合は交絡を調整できないなどの短所もある．

　データベースやビッグデータを扱うには，プログラミングのスキルが求められる．データベースは特定のプログラミング言語でしかアクセスできない場合があるだけでなく，プログラムを組まずに手作業でデータベースからデータを取得するのは非現実的だからである．また，併せてデータクレンジング〔データを一定のルールにあわせて編集（修正，補正，統合など）する作業．データクリーニングともいう〕や，データ加工（必要なデータを切り出して分析可能な状態まで編集すること）などのデータハンドリングのスキルも保持しておいた方がよい．これらのスキルが習得できれば，これまで行えなかった研究への扉が開かれることにもなるため，苦手とする人も是非トライしてほしい．

② 実験や調査などを企画しデータを収集する方法

　既存データのみではリサーチクエスチョンに対する答えを導出することができない場合，実験や調査などを企画・設計し，データを収集・分析する必要がある．実験研究は研究対象に対して何らかの介入を行い，その効果を検証するものであるが，人を対象とする研究の場合，研究対象者のリクルートに多大な労力が必要であり，さらに研究対象者の人権の保護や安全の確保など高い倫理性が求められる．

　質問紙を用いた観察研究を行う場合は，研究計画書に基づいて調査票を作成し，郵送調査や留置調査などを実施する．質問紙調査においては調査票の印刷代や発送費用，人件費などのコストが必要となる．また回収率が低い場合，分析に必要なサンプル数を確保できず，研究結果の信頼性が低下する可能性がある．そのため，あらかじめ回収率を予測し，分析に必要なサンプルサイズを確保できるように逆算して調査対象数を決める必要がある．

II / 仮説探索的研究と仮説検証的研究

　研究は事前の仮説の有無により「仮説探索的研究」と「仮説検証的研究」の2つに分類することができる.

1 仮説探索的研究（仮説を生成する）

　仮説探索的研究は，仮説を生成することに重きをおく研究である．研究の初期段階では仮説が構築されていない場合も多く，仮説を生成したり補強したりするために行われる．仮説探索的研究では，面接調査や自由回答中心の質問紙調査など質的研究を実施し，その結果からヒントを得て新たな仮説を見いだそうとする．例えば，看護師のバーンアウトの発症にどのような要因が関係しているのかを明らかにしたい場合，仮説はあらかじめ設定せず，看護師を対象に半構造化面接や非構造化面接を行い，インタビューデータ（逐語録）に基づいてコード化，カテゴリ化して，バーンアウトに影響を及ぼす要因を帰納的に解析する（図1-3）．仮説探索的研究は質的なアプローチをとる場合が多いが，量的調査により得られたデータから要因間の関係を導き出して帰納的に仮説を作るなど，定量的なアプローチをとる場合もある.

2 仮説検証的研究（仮説を検証する）

　仮説検証的研究は，事前に仮説を立ててその仮説が支持されるかどうかを実験研究や観察研究を通して確かめる研究方法である．仮説を設定する際に

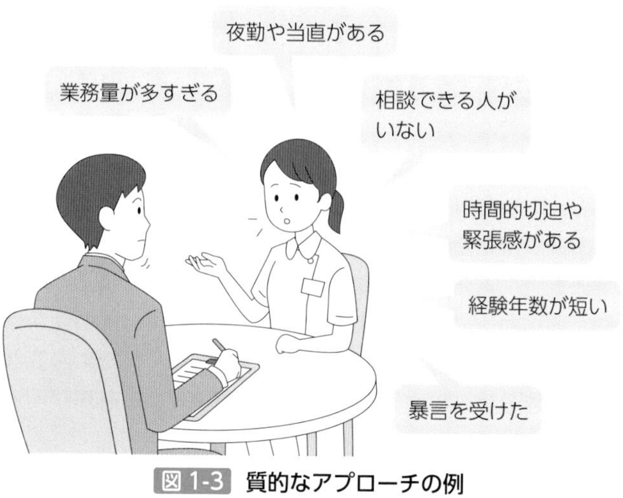

夜勤や当直がある
業務量が多すぎる
相談できる人が
いない
時間的切迫や
緊張感がある
経験年数が短い
暴言を受けた

図1-3 質的なアプローチの例

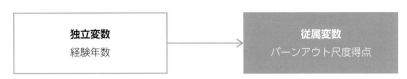

図 1-4 独立変数と従属変数の関係

は先行研究や仮説探索的研究の結果を参考にする。例えば，看護師の経験年数とバーンアウトの関係を明らかにしたい場合，「経験年数の短い看護師はバーンアウトを発症しやすい」という仮説を立てる。経験年数が独立変数（説明変数）であり，バーンアウト尺度得点が従属変数（被説明変数）である（図 1-4）。そして，看護師を対象とした量的調査を企画・実施し，その仮説が正しいか否かを統計学的に証明する。仮説探索的研究と仮説検証的研究はそれぞれ目的が異なるため，両者を相互補完的にうまく組み合わせて研究を行うことが重要である。

Ⅲ モデルの構築

図 1-4 は従属変数を 1 つの独立変数で説明するシンプルなモデルであるが，一般的には独立変数は 1 つではなく，複数の独立変数によって従属変数を説明あるいは予測することが多い。なぜなら，社会現象や経済現象，疾患の発生メカニズムなどは極めて複雑であり，多様な要因が複雑に絡みあっている場合が多いからである。複雑な現象の中に内在する法則性や要因間の関連性を発見・導出するためには，重要かつ本質的な要素を残しつつ，なるべく単純化・簡略化したモデルを構築することが重要である。

前述したバーンアウトの例でいえば，バーンアウトの発症には「経験年数」だけでなく，図 1-5 のように「職場での相談相手の有無」「残業時間」「夜勤・当直回数」「本人の性格」「コーピング（ストレス対処）」などさまざまな要因が関連している可能性がある。

モデルに含まれなかった変数は分析されることがないため，必要な変数はすべてあらかじめモデルに入れておく必要がある。データ分析が終了してから未測定の交絡因子の存在に気づいても修正は不可能である。このように，モデルの構築は研究の質に直結するので，質の高い研究論文を書くためには優れたモデルの構築が必要であるといえる。そのため「研究の構想・計画」

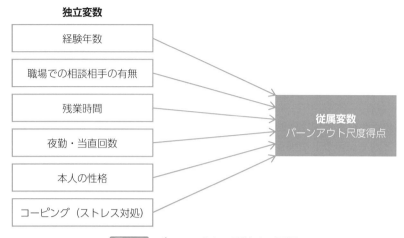

独立変数

- 経験年数
- 職場での相談相手の有無
- 残業時間
- 夜勤・当直回数
- 本人の性格
- コーピング（ストレス対処）

従属変数
バーンアウト尺度得点

図 1-5 バーンアウトに関連する要因

の段階において，時間をかけて適切なモデルを構築することが重要である．なお，モデル構築はあくまでも現象の一部，一側面を切り出して変数間の関係を捉えようとする試みであり，モデル構築によって現象の全体，あるいはすべての発生メカニズムを捉えられるわけではない点に留意すべきである．研究モデルについて理解を深めるために，いくつか例を紹介したい．

> **例 和食の摂取頻度と死亡率に関する研究モデルの例**
>
> 　和食は健康によいとされ，国内だけでなく世界からも注目されている．和食の摂取頻度と長寿との関係を明らかにしたい場合，どのようなモデルを作成すればよいだろうか．
>
> 　初期モデルは和食の頻度と死亡率との関係を示したものであり，極めてシンプルなモデルである（図 1-6 **a**）．このモデルでは，和食の摂取頻度が高い場合，死亡率が低くなることを想定している．改良モデルは初期モデルに変数として「塩分摂取量」を加えている（図 1-6 **b**）．「塩分摂取量」をモデルに加えた理由は，和食は塩分が多くなりやすく，塩分を摂りすぎると高血圧などにより死亡率が上昇する可能性があるためである．改良モデルの場合，塩分摂取量の影響を考慮して，総合的に和食の摂取頻度が死亡率に与える影響を評価できるため，初期モデルに比べ和食の摂取頻度と死亡率の関係をよく説明できると思われる．

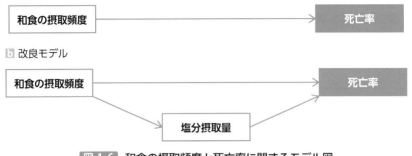

図 1-6 和食の摂取頻度と死亡率に関するモデル図

例　**ストレスに関する研究モデルの例**

　「最近，仕事が忙しくストレスが溜まってきた」というように，日常生活のなかで「ストレス」という言葉を使うことは多いのではないだろうか．ストレスとは，ストレスの原因となるストレッサーと，ストレッサーに対する心や体の反応（ストレス反応）に分けることができる．

　初期モデルはストレッサーとストレス反応の関係を示したものであり，ストレスの原因であるストレッサーが直接作用してストレス反応を引き起こすモデルである（図 1-7 ⓐ）．ストレスの原因であるストレッサーが多くなったり，強いストレッサーにさらされたりすると，深刻なストレス反応が引き起こされることを想定している．

　強いストレッサーにさらされても，ストレス反応が生じない人がいる一方で，ごく小さなストレッサーに遭遇しただけでストレス反応が強く生じる人もいる．このように，ストレス反応の生起過程に個人差が存在しているとすると，改良モデルのようにいくつかの要因をモデルに加える必要がある（図 1-7 ⓑ）．改良モデルは，個人要因として「性格」や「ソーシャルサポート」「ストレス対処」を設定し，個人差を考慮したモデルとなっている．個人要因がストレッサーとストレス反応の関係を調整するとしたこの改良モデルは，初期モデルよりもストレスのメカニズム，つまりストレス反応が生起する過程をよく説明できると考えられる．個人要因はこれら以外にも考えられるため，モデルの妥当性が低い場合は先行研究を参考にしてモデルの修正を重ね，より適切なモデルに改良していく必要がある．

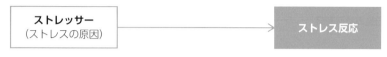

a 初期モデル

b 改良モデル

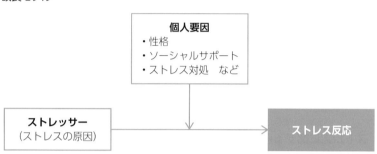

図 1-7 ストレスに関するモデル図

(田尾雅夫ほか：バーンアウトの理論と実際―心理学的アプローチ，p.17，誠信書房，1996 を参考に作成)

> **例** **医業収支に関する研究モデルの例**

　令和 2 年 病院運営実態分析調査によると，自治体病院の 92.2％ が赤字であり，私的病院においても 61.8％ が赤字であることが示されている[2]．赤字が継続すると債務超過に陥り経営破綻する可能性があるため，病院においては医業収支に影響を与える要因を分析し，財務の健全性を確保する必要がある．

　病院の収入の約 7〜8 割[*1] は入院収入となっており，病床稼働率は医業収支に大きな影響を与えると考えられる（図 1-8 a）．外来経由で入院する患者もいるため，外来患者数も重要な要因といえる．また，現在の診療報酬制度下では，入院が長期化すると 1 日あたりの点数が逓減し病院の収入が減少するしくみとなっているため，平均在院日数も医業収支に影響を与える要因であると考えられる．他方，医業収支には人件費や材料費などの医業費用も大きな影響を与える．そのため，初期モデルには給与費や材料費，経費，減価償却費を設定している．

- -
＊1：医業収益に占める入院収入の割合は病院の種類によって異なり，療養型病院や精神科病院は入院収入の割合が高い傾向にある．

ⓐ 初期モデル

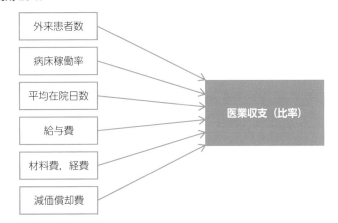

ⓑ 改良モデル

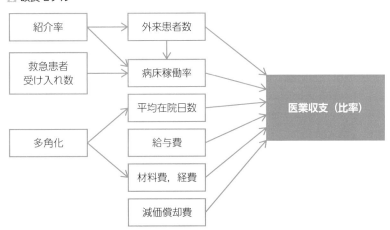

図 1-8 医業収支に影響を与える要因のモデル図

　入院患者の入院ルートは外来以外に，救急経由と地域のかかりつけ医や他病院からの紹介経由が考えられる．そのため，改良モデルでは「救急患者受け入れ数」と「紹介率」をモデルに加えている（図 1-8 ⓑ）．「紹介率」は「病床稼働率」だけでなく，「外来患者数」にも影響を与えると考えられる．

　改良モデルでは「多角化」の変数も加えている．多角化とは，病院以外に介護施設や居宅サービスなどを設置し，医療・介護を組み合わせて一体的に提供しようとする経営モデルである．多角化により，病状が安

定した患者の退院支援をスムーズに行うことができ，その結果，平均在院日数を短縮できる可能性がある．また，多角化することで法人規模が拡大し，スケールメリットを活かした医療機器・医療材料の購入（法人全体での一括共同購入）が可能となり，材料費や経費を低減できる可能性がある．

　今回のモデルには加えていないが，「外来単価」や「入院単価」，また「手術件数」「手術室稼働率」「医療圏人口」「医療圏患者シェア」「患者満足度」なども医業収支に影響を与えると考えられる．モデルの妥当性が低い場合はより適切なモデルに改良していく必要がある．

IV 量的研究のプロセス

　研究は，「研究の構想・計画」「調査票の作成」「データ収集・解析」「研究成果の公表」の4つの段階に大きく分けることができる．図1-9は量的研究の具体的な手順と，本書の各 chapter との対応関係を示したものである．

　「研究の構想・計画」の段階では，疑問に思ったことを洗い出し，それを発展させ，研究上の問いであるリサーチクエスチョンを立てる．リサーチクエスチョンとは研究で明らかにしたい「問い」であり，この問いを解くために研究は計画される[3]．その後，先行研究の探索や FINER によるチェックを通してリサーチクエスチョンをさらに洗練させ，焦点化していく．そして，研究の核となるリサーチクエスチョン，および研究目的を決定する．この段階は研究プロセスのなかで最も重要であるため，時間をかけて取り組む必要がある．その後，リサーチクエスチョンに応じた研究デザインを選択するとともに研究計画書を作成し，調査対象や標本の抽出方法，データの収集期間，データの収集方法，統計解析の方法などについて決定する．

　「調査票の作成」の段階では，研究計画書に基づいて調査票を作成するとともに調査票の印刷や発送を行う．「データ収集・解析」の段階では，アンケート調査を実施し，調査票の回収後にデータ入力やデータクリーニングを行う．また，IBM SPSS®Statistics[*2]などの統計解析ソフトを用いてデータ解析を行う．近年では初心者でも使いやすい統計解析ソフトが普及してきているため，データ分析を容易に行うことが可能となっているが，研究目的に応じた適切な分析手法を選択し正しく統計処理を実行するためには，統計学の知識が必要である．

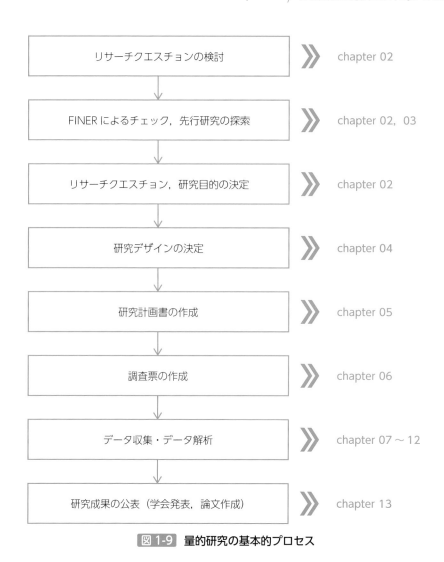

図 1-9　量的研究の基本的プロセス

＊2： SPSS®は大学・研究所などの学術機関や政府機関，自治体，一般企業など幅広い分野で使用
されている．2009 年に IBM が SPSS®社を買収し，現在は IBM ブランドとして開発・販売
されている．SPSS®はユーザーフレンドリーなインターフェイスとなっており，直観的な操
作が可能である．SPSS®製品は SPSS® Statistics を中心に，共分散構造分析ソフトウェアの
SPSS® Amos や，データマイニングソフトウェアの SPSS® Modeler などのラインナップが
ある．また，必要に応じてより高度な分析を可能にする追加モジュールが用意されている．
例えば，正確確率検定を実行するための SPSS® Exact Tests，多項ロジスティック回帰など
高度な回帰分析を実行するための SPSS® Regression などがある．

「研究成果の公表」の段階では，本研究から得られた研究成果を論文や学会発表などで公表する．研究成果の公開により，同分野の研究者にエビデンスが共有されることとなる．インパクトファクターの高い学術雑誌ほど引用されやすく，多くの研究者に読んでもらえる可能性が高まるため，将来的には英語論文にチャレンジし，海外の学術雑誌（ジャーナル）に投稿することが望ましい．

引用文献
1) デジタル庁：オープンデータ．https://www.digital.go.jp/resources/open-data/ （閲覧日：2023 年 7 月）
2) 一般社団法人 全国公私病院連盟：令和 2 年 病院運営実態分析調査の概要，p.10，2021．
3) 坂下玲子ほか：看護研究，p.32，医学書院，2016．

参考文献
・古谷野亘ほか：実証研究の手引き—調査と実験の進め方・まとめ方，ワールドプランニング，1992．
・田尾雅夫ほか：バーンアウトの理論と実際—心理学的アプローチ，誠信書房，1996．

chapter 02 / リサーチクエスチョンの検討

I 研究の出発点

　研究は「なぜ○○なのか？」「どうして○○なのか？」というように，個々人が抱く疑問や問題意識が出発点となる．例えば，「2019 年に日本を訪れた外国人の数は 3,188 万人であり，過去最高となった」というニュースを聞いたとき，どのようなことを考えるだろうか．医療に関心のある人であれば次のような疑問や問いが生じてくるかもしれない．

　「外国人旅行者が日本において体調を崩した場合，自分で病院を探し受診することができるのか？」

　「外国人は医師に病状を正確に伝えることができるのか？」

　「医師が説明する内容について外国人は理解できるのか？」

　「国によって医療制度が異なるが医療費の支払いで問題は生じないのか？」

　このように，研究上の問いであるリサーチクエスチョンを見つけるためには，日頃から新聞やテレビのニュースなどをチェックし，アンテナを広げ，社会の動向や問題に関心をもつことが重要であるといえる．普段の生活や業務実践のなかで疑問に思ったことや改善したいと思ったことは，忘れないうちにメモに残しておくとよい．

II リサーチクエスチョンを設定する際のヒント

　これまで研究を行ったことのない人は，どのようにリサーチクエスチョンを立て，研究を進めればよいのかわからない人も多いと思われる．以下では，リサーチクエスチョンを設定する際に役立つヒントをいくつか紹介する．

1 講義や実習中に学んだ内容からヒントを得る

　受講した講義のなかで強く興味をもったことや実習中に疑問に思ったこと，あるいはテレビやインターネットなどから発信される情報のなかで興味を抱いたことを書き出し，そのなかから素朴な疑問を研究テーマへと発展させる

方法が考えられる．これまでに読んだ本のなかで気になるテーマがあれば，それを書き出してみて研究につなげていくという方法もある．

② 自分に関連するテーマを選択する

　自らが当事者となるような研究テーマを選ぶことには，研究意欲を維持し続けられるというだけでなく，その領域に関してすでにある程度の知識をもっているので研究を進めやすいというメリットがある[1]．

　例えば，介護が必要な祖父，祖母と一緒に暮らしている場合，自然と高齢者介護について関心をもつようになり，研究テーマに結びつくかもしれない．新型コロナウイルス感染症の影響で気分の落ち込みや意欲減退などを経験した人は，うつ状態が引き起こされるメカニズムなどメンタルヘルスについて興味をもつかもしれない．人づきあいが苦手で対人関係を築くことが得意でない人は，これまでの経験からソーシャルスキルに関連するテーマに関心を抱くかもしれない．アルバイトをしている人は業務を通してモチベーション管理やマーケティングについて興味をもつかもしれない．

③ 臨床や実践上の疑問や問題から考える

　臨床の現場には数多くの問題が山積している．日々の臨床や実践を通して疑問に思ったことや改善・解決すべき課題に着目し，そこから着想を得るという方法がある．例えば，患者が廊下で転倒している場面を目撃した場合，「なぜ転倒してしまったのか？」「どのような患者に転倒事故が多いのか？」「転倒事故を減らすためにはどのような対策を行えばよいのだろうか？」といった臨床上の疑問が浮かんでくるかもしれない．また，すでに事故防止対策を行っている場合は，「これまでの取り組みによってどのような効果が得られたのか，医療事故防止対策の効果を検証したい」と思うかもしれない．このように，日々の臨床上，実践上の疑問（クリニカルクエスチョン）から着想を得るという方法もある．

④ 学会に参加し研究テーマのヒントを得る

　自分の関心のある領域の学会に参加して，研究テーマのヒントを得るということも考えられる．学会では大会のメインテーマが決められ，緊急性や重要性の高い課題についてシンポジウムやさまざまなセッションが開かれる．また，教育講演や，一般演題（口演発表・ポスター発表）などが行われる．表 2-1 は，筆者が会員となっている日本医療・病院管理学会の学術総会に

表 2-1 一般演題の発表領域

1) 人材育成・教育・管理	10) 看護業務	19) 標準化・ガイドライン
2) 組織管理	11) 在宅介護	20) 電子カルテ
3) ケアマネジメント	12) 地域医療連携	21) クリニカルパス
4) 質管理・質改善	13) 第三者評価	22) 診療報酬・DPC
5) リスクマネジメント・医療安全	14) 病院経営	23) 国際貢献
6) 薬剤管理・資材管理	15) 医療経済	24) チーム医療・患者参加
7) 物流システム	16) 保険制度	25) NDB・データベース
8) 施設・設備管理	17) 医療政策	26) 新型コロナ関連
9) 患者サービス	18) 医療情報管理	27) その他

(第 61 回日本医療・病院管理学会学術総会：ホームページ, https://conference.wdc-jp.com/jsha/2023/presentation.html（閲覧日：2023 年 7 月）より引用)

おける一般演題の発表領域である．日本医療・病院管理学会は，「保健・医療・福祉分野における諸問題を多面的に考究し，社会の進歩と人類の福利に貢献することを使命と」[2] している．学術総会では研究者のみならず，実務者による研究発表や現場の実践報告などさまざまな発表を聞くことができる．

学会に参加し，さまざまな研究成果に触れることで，自身の研究について新たなアイデアやヒントが得られる．すでに研究を行っている人は，学会などでの発表により，自身の研究内容について他の専門家から新たな示唆を得ることができる．また，同研究分野や隣接領域の専門家とコミュニケーションをとることで，新たなネットワークの構築も可能となる．

⑤ 先行研究を参考にする

自分の興味・関心のあるトピックについて，Google Scholar などのデータベースを用いて論文を探し，先行研究を読んでみるという方法がある．先行研究を読むことで，これまでどのような研究が行われてきたのか，逆にど

のようなことが研究として取り組まれていないのかが明らかとなる．また，さまざまな研究に触れることで，自分では気がつかなかった新しい視点や新たな気づきが得られる場合もある．論文の最後の部分に「研究の限界と今後の課題」が記述される場合がある．ここでは，研究においてどの部分まで明らかとなり，何が明らかとならなかったのか，また，今後どのようなことに取り組む必要があるのかが記述される．こうした内容から自身の研究テーマのヒントが得られる場合も少なくない．

6 疑問文で記述する

　人の脳は，疑問に対してはその解答を探し求めようとするため，リサーチクエスチョン（研究疑問）は疑問文（質問形式）で記述するとわかりやすいといわれている[3]．例えば，「高齢者施設における介護事故と関連要因に関する研究」と記述するのではなく，まずは疑問形にして「高齢者施設ではどのような事故が発生しているのか，また，何が原因で起きているのか？」というように記述した方がどのような研究を行いたいのか明確になりやすい．

III　リサーチクエスチョンの構造化

　福原は，「構造化」がされていることがよいリサーチクエスチョンの要件であるとし，リサーチクエスチョンは極めて単純な形への構造化が可能であり，表 2-2 のように PICO（ピコ）あるいは PECO（ペコ）で表されるとしている[4]．PICO や PECO のフレームワークは保健医療分野の研究でよく用いられ，クリニカルクエスチョン（臨床的疑問）をリサーチクエスチョンに変換する際に用いられる．つまり，医療現場で生じた疑問を臨床研究として実施可能なものに整えていく際にこれらのフレームワークが用いられる．

表 2-2　リサーチクエスチョンを構造化する

・Patients, Population：誰に？（対象）
・Intervention／Exposure：何をすると？／何によって？（介入／要因）
・Comparison：何と比較して（要因がない場合，あるいは別の要因がある場合）
・Outcomes：どうなる？（効果）

（福原俊一：リサーチ・クエスチョンの作り方，第 3 版，p.88，特定非営利活動法人 健康医療評価研究機構，2015 より引用，一部改変）

1 PICO とは

PICO とは対象（Patients, Population），介入（Intervention），比較対照（Comparison），アウトカム（Outcomes）の頭文字をとったものである．介入研究は対象に何らかの介入を行い，その効果や影響を検証するものであるため PICO で定式化する．

図 2-1 は茶カテキン飲料を 12 週間継続摂取した場合の，腹部内臓脂肪の低減効果を示したものである[5]．「高濃度茶カテキンを継続摂取すると内臓脂肪が減少するか？」という疑問を PICO にあてはめて定式化すると次のようになる．

- ・P（対象）：BMI 24〜30 の健常男女が
- ・I（介入）：茶カテキン 583 mg／日を 12 週間継続摂取すると
- ・C（何と比較して）：コントロール群（茶カテキン 96 mg／日摂取）と比較して
- ・O（効果・結果）：腹部内臓脂肪が低減する（腹部 CT 画像から内臓脂肪面積を計測）

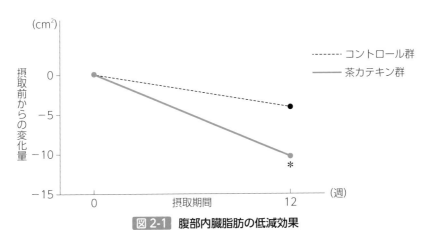

図 2-1 腹部内臓脂肪の低減効果

＊：コントロール群と比較して有意差あり（$p < 0.05$）
n＝240 人（BMI 24〜30 の健常男女，平均腹部内臓脂肪面積 108.5 cm²），茶カテキン 583 mg/ 日を 12 週間継続摂取（コントロール群は 96 mg/ 日），腹部 CT 画像から内臓脂肪面積を計測（Nagao T, et al：A green tea extract high in catechins reduces body fat and cardiovascular risks in humans. Obesity, 15（6）：1473-1483, 2007 より作成）

② PECO とは

PECO とは対象（Patients, Population），曝露（Exposure），比較対照（Comparison），アウトカム（Outcomes）の頭文字をとったものである．観察研究では対象者がどのような曝露を受けると，何と比べて，どのような結果・効果となるかといったように，曝露の影響を評価する構造であるためPECO で定式化する．

例えば「睡眠薬を服用すると転倒リスクが高まるか？」という疑問があった場合，PECO にあてはめて定式化すると次のようになる．

- **P（対象）**：入院患者は
- **E（曝露）**：睡眠薬の服用により
- **C（何と比較して）**：睡眠薬を服用していない患者と比べて
- **O（効果・結果）**：転倒発生率が高い

このように，漠然としていた疑問を PICO あるいは PECO のフォーマットにあてはめて定式化することにより，疑問が整理され，研究として実施可能なリサーチクエスチョンへと発展させることができる．また，リサーチクエスチョンを構造化すれば，簡潔に一文で記述することが可能となる．さらに，PICO あるいは PECO を構成する各要素をキーワードとして文献検索を行うと，自身の研究に関連のある論文を効率的にリストアップできるというメリットもある．

IV FINER によるチェック

リサーチクエスチョンが固まってきたら，「FINER」によってリサーチクエスチョンの質をチェックする必要がある．Stephen B. Hulley らは『Designing Clinical Research』のなかで，優れた研究テーマ（research question）には5つの備えるべき条件があるとし，「それは，実施可能性（feasible），科学的興味深さ（interesting），新規性（novel），倫理性（ethical），必要性（relevant）で，その頭文字を取って，「FINER」と呼ばれて」いる（表2-3）[6]．「FINER」のチェック指標は医学分野のみならず，他の研究分野にも適用することが可能である．次に，FINER の5つの基準について具体的な例を交えながら解説する．

表 2-3 よい研究テーマが満たすべき FINER の基準

Feasible (実施可能性)	・対象者数が適切であること ・自分の専門性に適していること ・かかる時間や費用が適切であること ・自分の扱える範囲であること
Interesting (科学的興味深さ)	・研究者が科学的興味からその答えを得たいと思う 　テーマであること
Novel (新しく独創的である)	・過去の知見を確認，否定，もしくは拡張するもの 　であること ・新しい知見を提供するものであること
Ethical (倫理的である)	・倫理委員会の承認が得られるような研究であること
Relevant (社会的な必要性，切実である)	・科学の進歩に貢献すること ・臨床医学や保健政策に貢献すること ・将来の研究の発展に貢献すること

(Hulley SB, et al : Designing Clinical Research. 木原雅子ほか訳，医学的研究のデザイン 研究の質を高める疫学的アプローチ，第 3 版，p.20，メディカル・サイエンス・インターナショナル，2019 より転載，一部改変)

1 Feasible（実施可能性）

■ データの取得可能性

　量的研究は，量的なデータを収集し統計的に分析を行うものであるため，どんなに優れた研究テーマであっても，データ収集が困難である場合は研究が実施できない．そのため，自身の研究でどのようなデータが必要なのか，その必要なデータは取得が可能であるのか，また可能である場合，どのような方法で取得すればよいのか考える必要がある．例えばアンケート調査によって，要介護高齢者を介護する家族の介護負担について明らかにしたい場合，調査に協力してくれる家族介護者を探さなければならない．リクルートしても調査対象者が見つからない場合は，研究の実施が困難である．

　ビッグデータを活用した研究を行う場合も同様である．ある自治体における 10 年後の在宅介護の需要予測を行いたいと考えた場合，少なくとも要介

護認定データや介護給付実績データ，国勢調査による将来人口推計などのデータが必要となる．そうしたデータにアクセスできない場合，研究を行うことが難しい．このように，優れた研究テーマであっても，データ収集が困難である場合には研究が実施できないため，研究テーマを設定する際にはデータの取得可能性について検討する必要がある．

費用の算出と研究資金の調達

調査を企画・実施する際は，統計解析を行ううえで最低限必要とされるサンプルサイズを算出し，そのサンプル数を収集するためにどの程度の費用が必要となるのか事前に算出する必要がある．例えば，1,000人の調査対象者に対して郵送調査を行う場合，郵送費だけで204,000円（往信：角形2号・定形外郵便物120円，返信：定形郵便物84円の場合）が必要となる．統計的検定を行う場合，一般に検出力や有意水準，効果量に基づいて必要なサンプルサイズを算出するが，サンプルサイズの計算方法がわからない場合は統計の専門家に相談しアドバイスをもらう必要がある．

また，研究に必要な費用の調達先についても事前に考える必要がある．大規模な研究を行う場合，科学研究費助成事業（科研費）や公益法人による学術研究助成などに申請し，研究に必要な資金を調達する必要がある．

研究範囲の絞り込みと研究課題の焦点化

研究は決められた期間内に行う必要があるため，限られた時間のなかで計画的に進める必要がある．先行研究の探索を進めていくと，未解決のさまざまな課題が明らかとなってくるが，関心のあるテーマが多すぎたり，研究テーマが広すぎたりする場合は研究期間内に終了できなくなるため，実行できる範囲に研究の対象や内容を絞り込む必要がある．初学者の場合は，1つの研究でたくさんのことを明らかにしたいと考える傾向があるが，欲張りすぎると焦点がぼやけてしまうため，論文で扱う範囲を限定することが重要である．とはいえ，初学者が一人でリサーチクエスチョンを絞り込むことは容易ではないため，一人で悩まずに指導教官や専門家から指導や助言を受け研究テーマを絞り込むとよい．

また，選択する研究デザインについても慎重に検討する必要がある．前向きコホート研究はエビデンスレベルが高く，優れた研究デザインであるが，研究にかなりの時間と費用が必要となる．自身の研究が決められた研究期間のなかで成果を出すことができるのか，実施可能性を考慮しながら研究デザインについて検討する．

② Interesting（学問的興味深さ）（科学的興味深さ）

「学問的に興味深い研究」とは，新たな地平を開いたり，長年の謎を解き明かしたり，学問的常識とは逆のことを示したり，既存研究がカバーしていなかった部分を補ったり，既存研究の流れから自然に導き出されたりするものである．また学問の究極的な目的を「真理の探究」と捉えるならば，「真理の探究に寄与する研究」だともいえる．いずれにせよ，研究が学問である以上，「学問的興味深さ」はよい研究の必須条件である．

自身の研究分野において，どのような研究が「学問的に興味深い」かを判断する「審美眼」をもつためには，まず先行研究のレビューから始めるとよい．そして，各研究がどのようにつながって「知的体系」を構築しているか，どのような流れで現在の研究につながっているのかを把握したうえで，その分野の専門家と議論を重ねることが望ましい．

③ Novel（新規性）

研究には他の研究にはない新規性（オリジナリティ）が必要である．先行研究ですでに明らかとなっている内容を研究しても意味がないため，これまでの研究で明らかとなっていない新しい内容が含まれる必要がある[*1]．特にインパクトファクター[*2]の高い権威ある学術雑誌に掲載されるためには，高い新規性が要求される．ただ，初学者の場合，初めから新規性の高い研究を目指すと論文を完成させられないこともあるため，研究を積み重ねていくなかで徐々に新規性を高めていく方がよい．

④ Ethical（倫理性）

これから行う研究が倫理的に許容されるものであるか，ということも考える必要がある．調査を実施する際には調査対象者の尊厳と人権を保護するとともに，調査への協力は任意とし調査拒否の機会を保障することが求められる．また，個人名が特定されないように個人のプライバシー保護への十分な配慮や，収集したデータは外部に漏洩しないよう厳重な管理が重要となる．

[*1] 近年，「再現性の危機」が指摘されており，研究結果の再現性を確認する研究も重要である（**コラム 2** 参照）

[*2] 特定の期間に，あるジャーナルに掲載された論文が平均的にどれくらい引用されているかを示す尺度で，学術雑誌の影響度を表す指標である．Journal Citation Reports（JCR）については，Clarivate™：Journal Citation Reports，https://clarivate.com/ja/solutions/journal-citation-reports/（閲覧日：2023 年 7 月）を参照[7]

こうした倫理的配慮事項は，調査票の表紙や依頼状に記載し，調査協力者の同意を得なければならない．また，研究を開始する前に研究倫理審査委員会の審査を受ける必要がある．

人間を対象とした医学研究では，ヘルシンキ宣言において倫理原則が次のように示されている[8]．「医学研究はすべての被験者に対する配慮を推進かつ保証し，その健康と権利を擁護するための倫理基準に従わなければならない」「医学研究の主な目的は新しい知識を得ることであるが，この目標は個々の被験者の権利および利益に優先することがあってはならない」．

5 Relevant（必要性）

リサーチクエスチョンは，素朴な疑問や抽象的な疑問，問題意識からスタートする．自分の好きなことや興味・関心のあることに基づいてリサーチクエスチョンを設定することは，研究活動のモチベーションを維持するうえでも重要である．しかしながら，設定したリサーチクエスチョンが社会的あるいは学術的に意義のあるものなのかということを改めて考えてみる必要がある．つまり，研究領域における学術的貢献があるのか，研究成果を社会に還元することができ，社会問題の解決や産業の発展に寄与するのか，研究成果を日々の臨床や業務実践のなかで活かすことができるのか，といった視点も研究テーマを設定するうえで重要となる．

V 新規性（独創性）とは何か

前述したように，研究には学術的な新規性が求められる．つまり，研究論文にはこれまでの研究で明らかとなっていない新しい内容が含まれる必要がある．とはいえ，初めから新規性の高い研究を行うことは難しい．それでは，どのようにして新規性のある研究を企画・実施すればよいのか．

Guetzkow らは研究者を対象としてインタビュー調査を行い，新規性（独創性）を7類型に整理した（表2-4）[9]．この7類型は人文学と社会科学についてのものだが，それ以外の分野においても新規性のある研究を行うためのヒントとなる．次に，Guetzkow らによる新規性の7類型について具体例を交えながら説明する．

表2-4 新規性（独創性）の7類型

1. 独創的なアプローチ	すでに多くの人々によって研究され尽くしているトピックに対し，新たなアプローチで取り組むこと．「新しい問い」「新しい視点」などがこの類型に含まれる
2. 研究不足の分野	研究が進んでいない分野（地域，時代など）を研究対象とすること
3. 独創的トピック	何らかの形で新しく，これまで探究されたことがない研究トピック（主題，テーマ）を選ぶこと
4. 独創的理論	研究の理論が何らかの形で新しいこと
5. 独創的方法	方法，研究デザイン，データの使い方が，何らかの形で新しいこと
6. 独創的なデータ	データの使用方法ではなくデータ自体が独創的であること
7. 独創的な結果	何らかの理由で研究結果が独創的であること

(Guetzkow J, et al：What is Originality in the Humanities and the Social Sciences? Am Sociol Rev, 69(2)：190-212, 2004 より作成)

① 独創的なアプローチ

　すでに多くの人々によって研究され尽くしているトピックに対し，新たなアプローチで取り組むことである．既存の研究トピックに対して新たな問いを投げかける「新しい問い」，既存の研究トピックに関して新たな視点，角度，捉え方で見る「新しい視点」，一般的には新しくはないが研究者の専門分野においては新しいアプローチである「専門分野における革新的なアプローチ」などが含まれる．すでに行われている研究でも，アプローチを変えることで新しいことが見えてくる可能性がある．

- ・薬物療法や運動療法からのアプローチが一般的だった疼痛緩和に対し，認知科学からアプローチする（認知の歪みが疼痛を悪化させる）
- ・参与観察のアプローチを医学領域に取り入れる

② 研究不足の分野

　研究が進んでいない分野（地域，時代など）を研究対象とすること．

- ・都市部でなく，過疎地域や中山間地域を研究対象とする
- ・海外では多くの研究の蓄積があるが，日本ではほとんど行われていない研究トピックについて研究する
- ・先進国ではなく，発展途上国の医療や環境問題を研究対象とする
- ・研究の蓄積が少ない時代（例えば明治時代から大正時代など）を研究対象とする
- ・日本人患者ではなく，外国人患者を研究対象とする
- ・性差を考慮した医学・医療研究を行う

③ 独創的トピック

　何らかの形で新しく，これまで探究されたことがない研究トピック（主題，テーマ）を選ぶこと．

- ・ロボット手術の倫理問題をトピックに取り上げる（事故や失敗の責任は操作者，監督者，製造者，設計者の誰にあるのか，医療現場にロボットを取り入れることに倫理的な問題はないのか）
- ・自動運転における法的責任について考察する

④ 独創的理論

　研究の理論が何らかの形で新しいこと．異質なアイデアを接続，連結，並置すること．また，既存の理論的な論点を新しいやり方でマッピング，レイアウトする「アイデアの接続・マッピング」や，さまざまな（往々にして複数の分野の）文献からの理論やアイデアを統合したりまとめたりすることで独創的な理論を実現する「文献の統合」，（往々にして別の分野では）既存ではあるがそのトピック・対象・テーマ・問題の研究では使われたことがない理論を，それらを研究するために使う「既存理論の新たな応用」などが含まれる．

- 医療政策の研究にゲーム理論を応用する
- ヘンダーソンは生理学の恒常性理論と心理学の基本的欲求の研究を結びつけ，独自の「ニード論」を作り上げた
- 心理学の認知モデルを経済学に応用し，商品購入に至るまでの意思決定プロセスを解明する（行動経済学）
- 統計学的モデルを経済現象の説明に応用する（計量経済学）
- 人権理論を人類だけでなく動物にも適用できるよう拡張する
- ストレス理論を個人ではなく集団である家族に応用する（Hill の ABC-X モデル，McCubbin の二重 ABC-X モデル）

⑤ 独創的方法

　方法，研究デザイン，データの使い方が，何らかの形で新しいこと．複数の（多くの場合，異なる種類または学際的な）方法論を統合したり，異なる種類のデータや証拠をまとめ，関連づけ，並列化させ，統合したりする「方法の統合」や，既存のデータをこれまでにない方法で使用する「古いデータの新しい使用」，古くからある，あるいは確立された問題や議論を解決するにあたって新たなデータや方法を使用する「古い疑問の解決」，一般的には独創的ではないが，その分野にとっては独創的な方法を使用する「該当分野において革新的」などが含まれる．

- CT などの最新の解析機器で過去のサンプルを分析する
- 医療政策や医療経営の研究に地理情報システム（GIS）を活用する
- 古い人骨から新たに得られた DNA サンプルを解析して，日本人の起源を解明する
- より包括的でリアルタイムな気象情報を台風予測に利用する
- シェイクスピアの作品に対し，テキストマイニングを行う
- 産業界で一般的な AI 予測を病院経営に活用する
- AI を用いて診断支援システムを開発する
- モバイルコンピューティングやセンサー技術を介護分野に応用する（低血糖・高血糖のリスク予測，トイレ介助のタイミング判定，ベッドからの転落リスク予測など）
- ウェアラブル端末による疾患リスクの予測に関する研究

6 独創的なデータ

　データの使用方法ではなく，データ自体が独創的であること．データが（多くの場合，分野を超えた）複数のソースから引用されている「複数のソース」や，研究に使用されたデータが規範的でない，珍しい，または地位的に下位である「非規範的データ」が含まれる．

- 地球観測衛星が観測しているリモートセンシングデータを用いて，大気汚染物質や植物の生育状況を調査する
- 宇宙天文台により得られた，今までにない高精度の観測データを用いた研究
- 中央アジアから発掘された古人骨によりペストの起源を解明した研究
- 警視庁による交通事故データと，天文台による月の満ち欠けのデータを組み合わせ，交通事故数と月の満ち欠けの関係を探究する
- 個人情報データベースの住所情報，性別，年齢と，販売データベースの購入履歴を組み合わせ，消費動向の研究を行う
- 電子カルテの診療情報とレセプト情報を組み合わせ，医療の質の改善を目的とした研究を行う
- 当時，取るに足らないと注目されていなかった漫画を，初めて資料として民俗学にもち込んだ

7 独創的な結果

　何らかの理由で研究結果が独創的であること．結果が新しい洞察，理解，または解釈である「新しい洞察」や，従来にない結果，知見，発見である「新しい発見」が含まれる．

- PM2.5 などの微小粒子状物質の長期曝露と心疾患発症リスクの関係を解明する
- 宇宙の膨張が加速しているという，ノーベル賞級の発見
- 史上初めて狂犬病治療に成功したウィスコンシン・プロトコルの研究

☕ column 01 ／ 研究を通して身につく力とは

　学生のなかには「研究職を目指しているわけではないのに，なぜ卒業研究を行わなければならないのか？」と疑問をもっている人もいるかもしれない．研究職を目指している人以外は研究活動で学んだことが就職後の業務に直接的に役立つわけではないと思われる．しかし，「研究の構想・計画」「調査票の作成」「データ収集・解析」「研究成果の公表」といった研究の一連のプロセスを経験することにより，次のような能力が養われると考える．

　第一に「主体性」があげられる．研究は限られた時間のなかで計画的に進める必要があり，受け身や指示待ちの姿勢では研究期間内に研究を終了することができない．指導教官からアドバイスやサポートを受けることはできるが，あくまでも主体は自分であり，自分の頭で考え自分で問題を解決していかなければならない．研究活動は大変であるが，粘り強く取り組むことで自然に主体性が身についてくるのではないかと思われる．

　第二に「論理的思考力」があげられる．われわれの日常生活において，論理的思考力を鍛える機会は乏しい．大学では教育の「質的転換」が求められ，受動的な学修から能動的な学修への転換を図る取り組みが徐々に行われているが，現在においても座学がメインであり，受講者同士で議論をしたり，自分の考えを論理的に主張したりするケースはそう多くはないように思う．一方，学術論文は論理の塊であり，論文の内容を読み解くだけでも論理的思考力が養われる．また，研究テーマの設定から研究計画書の作成，調査の実施・分析，論文執筆といった研究のプロセスでは，常に論理的思考が問われる．特に論文執筆においては，自ら論理の糸を導入から結論まで切れ目なくつなぎ合わせなくてはならず，論文執筆を通して自然に論理的思考力が涵養される．論文執筆は過酷ではあるが，過酷なぶん，論理的思考力が鍛えられる．さらに，指導教官による論文指導や学会発表における質疑応答もまた，よいトレーニングとなる．なぜなら自分の考えをわかりやすく伝え，相手からの質問に対して適切に受け答えするためには，高い論理的思考力が求められるからである．

　第三に「表現力や文章作成能力」があげられる．論文を執筆した

り，研究発表用のプレゼン資料を作成したりすることで，他者に自分の考えや意見を伝えるための表現力や論理的な文章作成能力が養われる．こうした能力はどのような分野に就職したとしても，十分活かすことができる．

　第四に「困難を乗り越える力」である．研究は計画通りに進まないこともあり，当初想定していた結果とならないなど，研究の遂行過程ではさまざまな困難や問題に直面する．その際，同じ研究室のメンバーと一緒に悩み，協力しながら難局を乗り越えることで，チームワーク力や苦境を打開する力が養われる．

　こうした資質・能力は産業界からも期待されている．実際，日本経済団体連合会「採用と大学改革への期待に関するアンケート結果」（2022年1月）によると，大卒者に特に期待する資質として「主体性」が最も多くなっていた（図 2-2 a）[10]．特に期待する能力としては「課題設定・解決能力」が最も多く，次いで「論理的思考力」が多くなっていた（図 2-2 b）[10]．

a 特に期待する資質

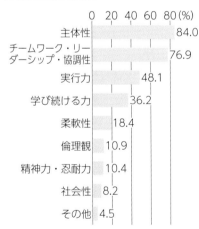

b 特に期待する能力

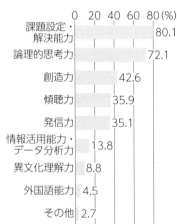

図 2-2　大卒者に特に期待する資質，能力

n=376 社
（一般社団法人 日本経済団体連合会：採用と大学改革への期待に関するアンケート結果，p.4，2022. https://www.keidanren.or.jp/policy/2022/004_kekka.pdf（閲覧日：2023年7月）より転載，一部改変）

🍵 column 02 ／ 再現性の危機とは

　ある論文に掲載されたものと同様のデータや手法を用いて再度研究を行ったところ，同様の結果・結論が得られた場合，その論文は「再現性がある」という．例えば，肺がんのリスク因子を探究した論文に対して同じコホート，同じ手法（回帰分析）で分析したところ，同じ回帰係数が得られ，同じく「タバコはリスク因子である」と結論づけられた場合，その研究は「再現性がある」といえる．

　自然科学は普遍性（いつでもどこでも同じ法則が成り立つこと）に基礎をおいているため，それにつながる再現性が重視される．再現性のない法則，つまり実験するたびに異なる結果が得られる法則など，誰も法則とはよばないからである．実際，ニュートンの法則，質量保存の法則，メンデルの法則など，すべての重要な法則は再現性が確認されている．

　また実学においても，再現性は信頼性につながるため同様に重視される．再現性のない製品，例えば使うたびに効果が異なる薬など誰も使わないからである．実際，医薬品は動物や人間を対象とした多くの実験を行い，再現性が確認されたものだけが承認される．

　ところが近年，再現性の危機，つまり「少なからぬ論文の再現性が乏しいという科学方法論上の危機」が問題視されるようになってきている．例えば，2014 年に発表された STAP 細胞論文は，当初，iPS 細胞に次ぐノーベル賞級の大発見と称賛されたが，STAP 細胞の存在を検証実験で再現することができなかった．また 2016 年にNature が約 1,500 人の研究者に対し「再現性の危機があるか？」と質問した調査では，90% が「ある」（52% が大いに危機的な状況，38% がやや危機的な状況）と回答している [11]．再現性は多くの学問の根底をなす重要な性質であり，研究に携わる人はその確保に十分留意する必要がある．

引用文献

1) 石丸径一郎：調査研究の方法，p.11，新曜社，2011.
2) 日本医療・病院管理学会：日本医療・病院管理学会学術総会．https://www.jsha.gr.jp/（閲覧日：2023年7月）
3) 大木秀一：文献レビューのきほん―看護研究・看護実践の質を高める―，p.39，医歯薬出版，2013.
4) 福原俊一：リサーチ・クエスチョンの作り方，第3版，p.88，特定非営利活動法人 健康医療評価研究機構，2015.
5) Nagao T, et al：A green tea extract high in catechins reduces body fat and cardiovascular risks in humans. Obesity, 15(6)：1473-1483, 2007.
6) Hulley SB, et al：Designing Clinical Research. 木原雅子ほか訳：医学的研究のデザイン 研究の質を高める疫学的アプローチ，第3版，p.20，メディカル・サイエンス・インターナショナル，2012.
7) Clarivate™：Journal Citation Reports ～インパクトファクターの調べ方，2022年4月改訂．https://clarivate.com/ja/wp-content/uploads/sites/15/2021/01/5%E2%80%97QRC_JCR_ImpactFactor_JP_202204.pdf（閲覧日：2023年7月）
8) 日本医師会：ヘルシンキ宣言 人間を対象とする医学研究の倫理的原則，日本医師会訳，p.2-3，2013年10月WMAフォルタレザ総会（ブラジル）で修正．https://www.med.or.jp/dl-med/wma/helsinki2013j.pdf（閲覧日：2023年7月）
9) Guetzkow J, et al：What is Originality in the Humanities and the Social Sciences? Am Sociol Rev, 69(2)：190-212, 2004.
10) 一般社団法人 日本経済団体連合会：採用と大学改革への期待に関するアンケート結果，p.4，2022．https://www.keidanren.or.jp/policy/2022/004_kekka.pdf（閲覧日：2023年7月）
11) Baker M：1,500 scientists lift the lid on reproducibility. Nature, 533（7604）：452-454, 2016.

参考文献

・北島裕子ほか：首都圏の大学病院に勤務する看護師のバーンアウトの関連要因．日本健康医学会雑誌，29(1)：17-26，2020.

先行研究の探索

I 先行研究探索の必要性

「reinvent the wheel」（車輪の再発明）という言葉がある．わかりきった
ことをわざわざやり直すという意味で用いられるが，研究はすでに明らかと
なっている内容を研究しても意味がなく，これまでの研究にはないオリジナ
リティや新規性が含まれている必要がある．自身の研究に新規性があるかど
うか確認するためには，先行研究の調査が欠かせない．先行研究の探索は研
究において非常に重要なステップであり，時間をかけて取り組む必要がある．

自分では画期的で創造的な研究だと思っていても，先行研究を調べると，
すでに多くの研究成果が報告されているというケースは少なくない．また，
日本語で書かれた論文を検索してヒットしなくても，海外の論文を検索する
と数多くヒットするというケースも多い．そのため，国内だけでなく海外の
先行研究の探索も丹念に行い，すでに明らかとなっていることや，いまだ解
明されていないこと，先行研究の限界などの整理が非常に重要である．

II 文献を芋づる式に探索する

文献を探す方法として，第一に芋づる式に論文をたどっていく方法がある．
まず，自分の研究テーマに近い論文や書籍を探し，その文献に参考文献とし
て記載されている文献のなかから，重要な文献をリストアップし入手する．
その後，入手した文献に記載されている参考文献から重要な文献をリスト
アップするという作業をくり返していく．このような芋づる式の探索によっ
て，自分の研究に関連する先行研究を効率的に入手することが可能となる．

III　データベースを利用した文献検索の方法

　Google Scholar や CiNii（サイニィ）などの文献データベースを活用すると効率的に文献を探すことができる．近年では電子ジャーナルも増加しており，無料で公開されている論文はパソコンからダウンロードしてすぐに読むことが可能である．電子ジャーナルは Web サイトから閲覧できるため，オンラインジャーナルとよばれることもある．

　無料で公開されていない論文については，学校の図書館のオンライン蔵書目録検索システム OPAC（online public access catalog）を用いて検索を行い，所属している学校の図書館に所蔵されているか確認する．学校の図書館に文献がない場合は，ILL（図書館間相互貸借）サービスを利用して他大学などから借用したり文献複写物を取り寄せることができる．文献複写や現物貸借は有料であり，一般的にはその学校に所属している学生や教職員などが利用できる．

IV　代表的な文献データベース

① 国立国会図書館サーチ（NDL Search）

　国立国会図書館の所蔵資料のほか，全国の公共・大学・専門図書館や学術研究機関などが提供する論文や図書などの資料，デジタルコンテンツを統合的に検索できる．

② CiNii（サイニィ）

　CiNii Research は国立情報学研究所（NII）が提供する国内学術雑誌論文データベースであり，国内の学術論文を中心に日本の大学図書館の図書や日本の博士論文を検索できる．論文検索などの基本機能は一般公開されているため，インターネットを用いてどこからでも利用できる（図 3-1）．

③ Google Scholar

　Google Scholar は Google が提供している検索サービスで，学術論文，書籍，要約など，さまざまな分野の学術資料を検索できる（図 3-2）．出版国を問わないため，和文論文だけでなく英文論文も検索することができる．

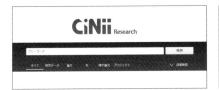

図 3-1　CiNii（サイニィ）の検索画面
(https://cir.nii.ac.jp/)

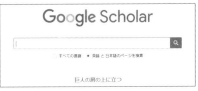

図 3-2　Google Scholar の検索画面
(https://scholar.google.co.jp/)

さらに期間指定や関連性・日付順での並べ替え，検索言語の設定を行うことができるほか，あらかじめキーワードを登録しておくと，新しく発表された論文を自動的に通知してくれるアラート機能が搭載されている．検索結果で表示された論文の一部はオンライン上で閲覧・ダウンロードが可能である．

4 医中誌 Web

　医中誌 Web は，医学中央雑誌刊行会が提供する有料の医学文献情報インターネット検索サービスである．国内発行の医学・歯学・薬学・看護学および関連分野の学会誌，医学系出版社の専門誌，大学などの紀要といった約 4,000 誌の定期刊行物から毎年約 40 万件の文献情報が収録されており，総収録文献数は約 1,500 万件である[1].

V 論理演算子を用いた検索

　文献検索を行う場合，1 つのキーワードだけで検索を行うと膨大な数の論文がヒットしてしまうため，論理演算子（AND，OR，NOT）を用いる必要がある．図 3-3 のように「AND 検索」は，検索語 A と検索語 B の両方を含む論文をリストアップすることができる．「OR 検索」は，検索語 A と検索語 B のどちらかを含む論文をリストアップすることができる．「NOT 検索」は，検索語 A は含むが検索語 B は含まない論文がリストアップされる．

　ほかの検索方法として「フレーズ検索」がある．通常，「music therapy」と検索すると AND 検索となり，「music」と「therapy」の両方の単語を含む論文がリストアップされる．「" "」（ダブルクォーテーション）の記号を用いて「"music therapy"」と検索すると，語順を保ったまま完全に一致する論文だけがヒットする．これをフレーズ検索とよび，検索結果が多すぎる場合，この検索方法を用いると論文を絞り込むことができる．

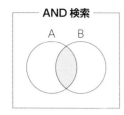 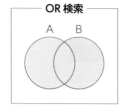 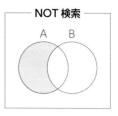

 論理演算子（AND 検索，OR 検索，NOT 検索）

　思いついたキーワードで検索を行い，論文があまりヒットしない場合はキーワードの同義語や類義語などで検索を行う必要がある．例えば「医療事故」に関する論文を探す場合，「医療過誤」「有害事象」「アクシデント」「インシデント」「医療ミス」などで検索すると，多くの文献がヒットし検索漏れを防ぐことができる．

VI　論文の基本的構造の理解

　先行研究を読む際，論文の構造について理解する必要がある．論文の構成は学術雑誌によって違いがあるが，多くの学術雑誌では IMRAD（イムラッド）形式で論文が構成されている．IMRAD とは Introduction（緒言），Materials and Methods（対象と方法），Results（結果）and Discussion（考察）の頭文字をとったものである．この 4 つの要素が論文構成の骨格となっているが，実際の論文では Introduction の前に Title（タイトル）と Abstract（要旨）を記し，Discussion の後に Conclusion（結論）が記述される．

VII　先行研究の整理方法

　先行研究の整理方法は研究分野や研究者によって異なり，標準化されたルールや手順が存在するわけではない．ここでは，先行研究を整理するための一つの例を紹介したい．

1 文献の取捨選択

まず，Google Scholar や CiNii などの文献データベースを用いて自分の研究に関連する論文をリストアップする．次に，リストアップした論文のアブストラクト（要旨）を読み，自身の研究テーマとの関連性や貢献度などから，自身の研究を進めていくうえで必要な論文なのかどうか判断する．

2 要約

自身の研究に関連し重要であると判断した論文については時間をかけて丹念に読み込み，その論文でどのようなことが明らかとなっているのか，どのようなことが課題として残されているのかなど，IMRAD に基づいて研究知見を簡潔に要約する．

3 批判的検討（クリティカルリーディング）

査読者や批評家になった気持ちで，先行研究を批判的に検討することをクリティカルリーディングという．これにより，先行研究の短所や限界，残された課題などが明らかとなり，自身の研究を進めていくうえで新たなヒントを得られる可能性がある．クリティカルリーディングのポイントとしては，次のような点があげられる．

1）研究の背景や意義が明確に記述されているか
2）研究の新規性や到達目標が明確に示されているか
3）研究方法は研究目的を実現するために適切な方法を用いているか
4）リサーチクエスチョンに応じた研究デザインを選択しているか
5）サンプルサイズが適切であるか，データ収集の方法や統計解析の手法は適切であるか
6）交絡因子を適切に制御しているか
7）結果は研究目的に沿って適切に記述されているか
8）考察は得られた結果に基づいて正しく解釈しているか
9）論理に矛盾や飛躍はないか
10）この研究がもたらした学問的・実践的成果が明確に記述されているか
11）研究の問題点や限界，今後の課題・展望について言及しているか
12）研究倫理審査を受審し，倫理的な観点から適切に行われているか

表 3-1 | レビュー・マトリクスによる文献整理

論文名	著者名	発行年	研究目的	調査対象者	調査方法	分析方法	結果	限界と課題
A	Mita	2010	睡眠時間と作業効率の関係	大学生10人	インタビュー	GTA	無関係	—
B	Mitamura	2012	睡眠満足度と作業効率の関係	社会人7人	インタビュー	GTA	正の関係	—
C	Mitazono	2011	睡眠時間と作業効率の関係	大学生124人	質問紙	相関分析	無相関	—
D	Mitadera	2014	睡眠満足度と作業効率の関係	社会人276人	質問紙	回帰分析	正の影響	—

GTA：グラウンデッド・セオリー・アプローチ
注）上記論文は架空のものである

　初めて論文に触れる初学者においては，クリティカルリーディングを行うことで，研究分野における知見や動向を把握できるだけでなく，論文の書き方（各セクションの書き方や論考の進め方）を学ぶこともできる．

4 整理・統合

　次に，これまでの作業を踏まえ先行研究の整理・統合を行う．具体的には，表 3-1 のようにレビュー・マトリクスを作成し先行研究を整理する．例えば「睡眠が作業に及ぼす影響」という共通テーマをもつ論文群であれば，著者名，発行年，研究目的，調査対象者，調査方法，分析方法，結果，限界と課題について整理する．このように表形式にまとめることで，論文間の類似点や相違点，研究が行われていない領域や残された課題，知識体系のなかでの本研究の位置づけなどを可視化することができる．
　図 3-4 は，フローチャートを用いて論文間の関係を表したものである．先行研究を時系列順に並べ，ある論文がそれより前の論文のどの部分を引き継ぎ，どの部分を変更し，どの知見を新たに加えたのかなどを簡潔に記しておく．図示することで論文間の関係を直観的に理解しやすくなる．

5 文章化

　次に，整理・統合した結果を文章としてまとめる．具体的には，先行研究で明らかになっていることや，未知であること，先行研究に足りないこと，

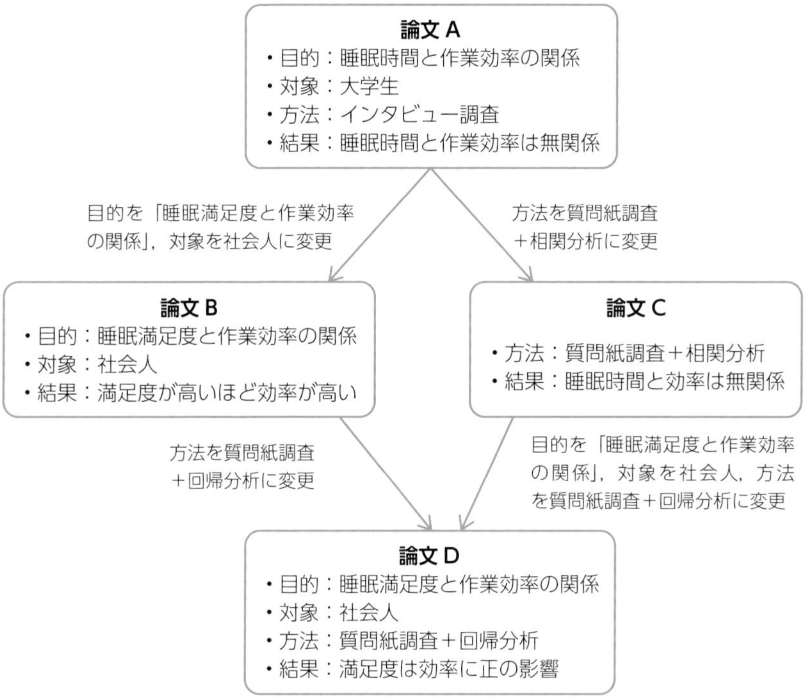

論文 A
・目的：睡眠時間と作業効率の関係
・対象：大学生
・方法：インタビュー調査
・結果：睡眠時間と作業効率は無関係

目的を「睡眠満足度と作業効率
の関係」，対象を社会人に変更

方法を質問紙調査
＋相関分析に変更

論文 B
・目的：睡眠満足度と作業効率の関係
・対象：社会人
・結果：満足度が高いほど効率が高い

論文 C
・方法：質問紙調査＋相関分析
・結果：睡眠時間と効率は無関係

方法を質問紙調査
＋回帰分析に変更

目的を「睡眠満足度と作業効率
の関係」，対象を社会人，方法
を質問紙調査＋回帰分析に変更

論文 D
・目的：睡眠満足度と作業効率の関係
・対象：社会人
・方法：質問紙調査＋回帰分析
・結果：満足度は効率に正の影響

図 3-4 フローチャートによる文献整理

注）上記論文は架空のものである

文献間の関連や矛盾，残された課題などをつなげて一つのストーリーとして
文章化する．その際，少しずつ自身のリサーチクエスチョンにつなげ，なぜ
自身の研究を行う必要があるのかを明確にし，研究テーマを焦点化していく．
このようなストーリー化によって，研究分野における自身の研究の位置づけ
を明確にし，他の研究と比べて何が新しいのか，この研究で何を明らかにす
るのか，すなわち自身の研究の目的や新規性を明らかにすることができる．

　なお，先行研究を整理・統合した結果は，論文を書く際に Introduction
の部分で活用することができる．例えば，「〇〇については A らによってす
でに報告されている．しかし，〇〇については明らかにされていない．そこ
で本研究では〇〇を明らかにすることを目的とする」などと記述する．

引用文献
1）　医学中央雑誌刊行会：医中誌 Web とは．https://www.jamas.or.jp/service/ichu/（閲覧日：
　　2023 年 7 月）

研究デザイン

研究デザインの種類

　研究デザインを考えずにデータ収集を始めると，必要なデータが収集され
ず，途中で研究目的が変わってしまったり，当初計画していた研究目的が達
成できなくなる可能性がある．そのため，研究の実施にあたっては，分析に
どのようなデータが必要であるのかを改めて確認するとともに，リサーチク
エスチョンに応じた研究デザインをあらかじめ考えておく必要がある．

　量的研究の研究デザインは，図4-1に示すとおり，研究者の意図による
介入があるかないかで介入研究と観察研究の2つに大きく分けられる．介
入がある場合，ランダム割付をするかどうかで，ランダム化比較試験（RCT）
と非ランダム化比較試験（NRCT）の2つに分類される．

　観察研究は，比較対照の有無によって，分析的観察研究と記述的研究の
2つに区分される．対照とは，「通常は，同一の研究者によって同時に研究
に組み込まれ，観察される内部対象（internal control）を指す」[1]．例えば，
曝露群（喫煙者）と非曝露群（非喫煙者）の発症率（肺がんの発症率）を比
較する研究は，曝露要因（exposure）がある場合とない場合で発症率を比
較するため，分析的観察研究である．

　さらに分析的観察研究は，要因やアウトカムの測定タイミングによって，
横断的研究と縦断的研究（前向き研究，後ろ向き研究）の2つに分類される．

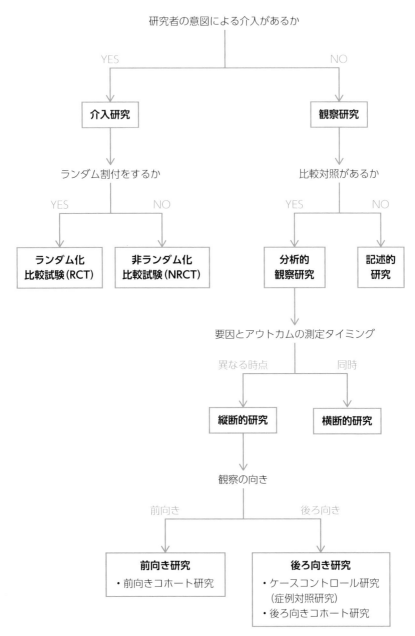

図 4-1 研究デザインのフローチャート

(福原俊一:臨床研究の道標 下巻,第2版,p.18,健康医療評価研究機構,2017より転載,一部改変)

II 介入研究

　介入研究とは，研究者が研究対象に対して何らかの介入（intervention）を行い，その効果や影響を明らかにする研究デザインである．介入研究は，ランダム割付が行われるかどうかでランダム化比較試験と非ランダム化比較試験に分けられる．ランダム化比較試験は randomized controlled trial の頭文字をとって RCT，非ランダム化比較試験はランダム化が行われないため NRCT とよばれる．

　RCT は，介入群（実験群）と対照群（統制群）の割付を「無作為」に行い，アウトカムの違いなどで 2 群（以上）を比較することにより，介入の効果や有効性を評価するものである（図 4-2）．被験者をランダムに介入群と対照群に割り付けることで，多くのバイアスを排除することができる．

　RCT は最も高いエビデンスレベルに位置づけられるが，この研究デザインを用いた研究は医療分野だけでなく，経済や社会政策，教育などの分野においても行われている．例えば，公共政策の領域ではエビデンスに基づいた政策立案（evidence-based policy making：EBPM）が推進されており，

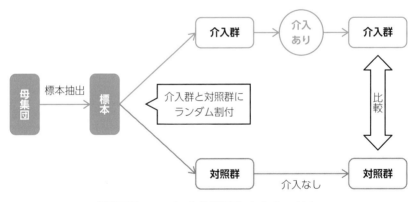

図 4-2 ランダム化比較試験（RCT）の流れ

＊1： 一例として，「葉山町きれいな資源ステーション協働プロジェクト 〜住民協働によるランダム化比較実験とエビデンスに基づく政策決定〜」があげられる[2]．葉山町では「資源ステーション」での分別ルール違反や，ポイ捨てなどの放置ゴミが問題となっていた．間違えやすいゴミに特化したチラシを収集日直前に配布したところ，分別の間違った放置ゴミの発生率が（対策なし群と比べて）7 割減少した．また，「収集終了」を知らせる看板を資源ステーションに設置することで，放置ゴミが（対策なし群と比べて）15% 減少した．

RCT の研究デザインを用いた政策効果に関する実証研究が精力的に行われている[*1]．「統計改革推進会議 最終取りまとめ」では，「我が国の経済社会構造が急速に変化する中，限られた資源を有効に活用し，国民により信頼される行政を展開するためには，政策部門が，統計等を積極的に利用して，証拠に基づく政策立案（EBPM．エビデンス・ベースト・ポリシー・メイキング）を推進する必要がある」[3] としている．

> **例** ### ランダム化比較試験（RCT）の例
>
> **論文名**：中年肥満男性に対するコーチング理論に基づいたメタボリックシンドローム予防・改善プログラムの有効性 ─情報提供群との比較検討─[4]
>
> 　同一企業に勤務する中年男性のなかから，メタボリックシンドロームの該当者および予備群を抽出し，保健指導プログラムに参加する「参加群」と，食事と運動に関する資料のみを配付する「情報提供群」の2群に無作為割付を行った．参加群においては，コーチング理論における“5つのステップ”を取り入れた保健指導を隔週で3回（6週間）実施し，各回とも講義を1時間，自体重による筋力トレーニングを中心とした運動実技指導を1時間行った．その結果，参加群では体重，BMI，臍位での腹囲，腹径，超音波法による腹膜前脂肪厚，腹壁皮下脂肪厚が有意に減少し，総コレステロール，中性脂肪，LDL コレステロール，空腹時血糖においては有意な改善を認めた．一方，情報提供群では歩数の増加，空腹時血糖の低下がみられたものの，その他の項目においては変化を認めなかった．以上の結果より，本研究において実施したコーチング理論に基づいた保健指導プログラムは，参加者のカラダづくり・健康づくりに対するモチベーションを喚起し，形態計測値の改善，内臓脂肪の蓄積減少，糖脂質代謝の改善など，メタボリックシンドロームをはじめとする疾病リスクの軽減に寄与することが示された．

III 観察研究（非実験研究）

　観察研究とは，「特定の要因に対する実験的な操作を行わない研究法の総称」[5] であり，研究者による意図的・人為的な介入を行わず，対象者の状態をありのままに調査・観察するものである．

1 記述的研究

　比較対照のない研究は記述的研究あるいは非比較研究とよばれ，調査対象の事実や実態（どのくらいか，どの程度かなど），傾向を把握することが主な目的となる．記述的研究は対象に対して研究が着手されていない，現象がいまだ明らかになっていないなど，研究の初期段階に実施される場合が多い．実態調査や症例報告，症例集積研究がこの研究に該当する．症例報告は，単一あるいは類似する複数の症例を評価した報告であり，まれな症例の報告であるため新しい治療法が発見される契機となることがある[6]．記述的研究は比較対照が設定されないため，エビデンスレベルは低いとされている．

> **例　記述的研究の例**
>
> **論文名**：介護保険施設における介護事故の発生状況に関する分析[7]
>
> 　筆者らが過去に行った記述的研究として，「介護保険施設における介護事故の発生状況に関する分析」がある．この研究では，介護保険施設における介護事故の発生状況を網羅的に把握するため，簡便に記入できるチェック中心のインシデントレポートを独自に開発し，そのインシデントレポートを用いてインシデントデータを収集した．インシデント事例の収集対象施設は，介護老人福祉施設 11 施設，介護老人保健施設 5 施設で，収集事例総数は 2,001 事例である．図 4-3 に示すように，最も発生件数の多い事故は「転倒」で 644 件であり，次いで「ずり落ち」が 298 件，「転落」が 282 件となっていた．「職員による対応後，受診したケース」に限定してみると，最も多いのは「転倒」で 61 件，次いで「転落」28 件，「ずり落ち」11 件となっていた．「医療機関に入院したケース」の事故の種類をみると，最も多いのは「転倒」で 8 件，次いで「原因のはっきりしない利用者の受傷」2 件，「転落」「のどのつまり，窒息」がそれぞれ 1 件となっていた．

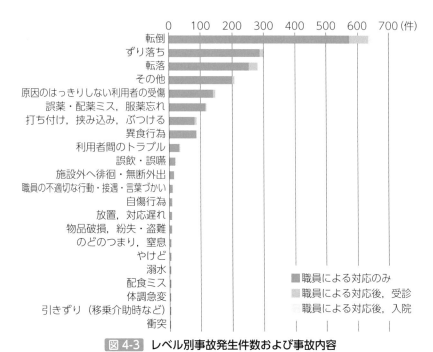

図 4-3 レベル別事故発生件数および事故内容

(三田寺裕治ほか：介護保険施設における介護事故の発生状況に関する分析. 社会医学研究，30
(2)：123-130，2013 より転載，一部改変)

[2] **横断的研究**

　横断的研究は，ある一時点で収集されたデータに基づいて解析を行う研究
であり，断面研究ともよばれる. ある時点での対象の状況を調査し，要因と
結果の関連を検討する. 例えば，肥満に関連する要因を明らかにする場合，
従属変数に「肥満度（BMI）」を設定し，「運動量」「高脂肪食の摂取量」「菓
子類の摂取量」「清涼飲料水の摂取量」「野菜の摂取量」など肥満に関連する
と考えられる要因を独立変数として設定する. そして，統計手法を用いて分
析を行い，どの独立変数が肥満度に関連しているか検討する.

　この研究方法は費用や労力が比較的少なくて済み，短い期間で多くのデー
タを収集できる. また，一度にさまざまな要因の関連性について検討できる.
一方で，横断的研究は因果関係を示すことができないという短所がある. 因
果関係を検証する場合，原因が先にあって結果が後で起こるという時間的順
序が必要であるが，横断的研究は時間の要素がないため，2 つの変数の関連
性を示すことはできても，因果関係（原因と結果の関係）を強く主張するこ

とができない [8]．例えば「運動量」が少ない人ほど肥満度（BMI）が高かった場合，運動と肥満の関連性が高いことは主張できるが，運動が肥満の原因と断定することはできない．

> **例** **横断的研究の例**
>
> **論文名**：Language proficiency and adverse events in US hospitals: a pilot study [9]
>
> Divi らはアメリカの 6 つの病院から 1,083 件の有害事象（adverse events：AE）の報告を集め，PSET（patient safety event taxonomy）に従って AE による身体的被害・損傷，AE の要因について分類した．そして，それらと言語能力〔English speaking（ES），limited English proficiency（LEP）〕の関連を Mantel-Haenszel 検定を用いて調べた．AE による身体的被害・損傷については有意な関連性が確認され（$p < 0.001$），LEP 患者の方が「身体的被害・損傷」（「最小の一時的な害」以上のレベル）の割合が高かった（ES *vs* LEP = 29.5% *vs* 49.1%）．また，LEP 患者の方がより高いレベル（中程度または深刻なレベル）の身体的被害・損傷が発生していた．次に AE の発生要因では，LEP 患者の方が医師のエラーに起因する AE の割合が高かった（17.2% *vs* 21.9%，$p = 0.01$）．また，LEP 患者の方がコミュニケーション障害に起因する AE の割合が有意に高かった（35.9% *vs* 52.4%，$p < 0.001$）．しかし，そのすべての下位カテゴリに有意差があったわけではなく，「疑問の余地があるアドバイス／解釈（questionable advice/interpretation）」「疑問の余地がある開示プロセス（questionable disclosure process）」「疑問の余地がある患者ニーズの評価（questionable assessment of patient needs）」の 3 カテゴリだけに有意差があり，いずれも LEP 患者の方が高かった（3.5% *vs* 11.2%，$p = 0.002$; 0.8% *vs* 3.2%，$p = 0.042$; 6.4% *vs* 14.7%，$p < 0.001$）．

③ 縦断的研究

縦断的研究は時間の要素が含まれる研究であり，観察の向きによって前向き研究（前向きコホート研究）と後ろ向き研究（ケースコントロール研究，後ろ向きコホート研究）に大きく分けられる．

❶ 前向き研究（前向きコホート研究）

　前向きコホート研究（図 4-4）とは，調査時点においてある要因をもつ集団（曝露群）ともたない集団（非曝露群）の両群を一定期間，現在から未来に向かって前向きに追跡調査を行い，要因の有無とアウトカム（疾病の発症や死亡など）の関連を明らかにする研究方法である（図 4-5）.

　例えば，喫煙と脳卒中の関係を調べたい場合，脳卒中を発症していない人のなかから，喫煙習慣のある 10 万人（曝露群）と喫煙習慣のない 10 万人（非曝露群）を標本抽出し，それぞれの集団を一定期間（10 年間など），現在から未来に向かって追跡調査を行い，脳卒中の罹患率を比較する（図 4-4）. その結果，追跡期間中に脳卒中を発症した人が「喫煙あり（曝露群）」で 5,000 人，「喫煙なし（非曝露群）」で 1,000 人である場合，「喫煙あり（曝露群）」の方が脳卒中の罹患率が高い. そのため，喫煙と脳卒中の発症には関連性があり，喫煙は脳卒中のリスクを高める危険因子であることが強く疑われる. なお，曝露と疾病の因果関係の強さは，曝露要因がある場合とない場合の疾病リスクの比（相対危険）を算出し確認する.

　前向きコホート研究は，疾患に罹患する前から曝露状況を調査し曝露要因

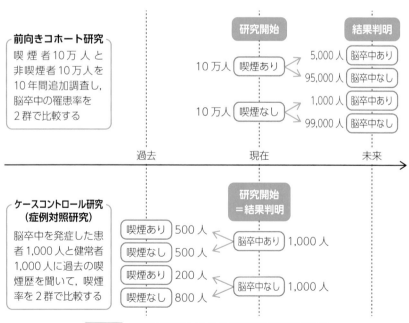

図 4-4　前向き研究と後ろ向き研究の時系列比較

（浅野嘉延：看護学生のための疫学・保健統計，第 2 版，p.13，南山堂，2013 より作成）

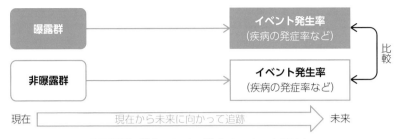

図 4-5 前向き研究（前向きコホート研究）

と疾患の関連性を検討するため，思い出しバイアスの影響を回避できる．また，曝露要因や疾患に関する情報を多く記録することにより，1 つだけでなく複数の疾患（事象）やその原因について研究できる．一方で，前向きコホート研究は多くの調査対象者が必要であり，大規模な集団に対して数年から数十年にわたって長期間追跡調査を行うため，コストや時間が多くかかる．アウトカムを評価するためには，統計的検定に耐えられるサンプル数が必要であり，罹患率の低いまれな疾患はこの調査に適さない．

> **例**　**前向きコホート研究の例**
>
> **国立がん研究センターなどによる多目的コホート研究：**日本食パターンと死亡リスクとの関連について[10]
>
> 　1995 年と 1998 年に岩手，秋田，長野，沖縄（中部），東京，茨城，新潟，高知，長崎，沖縄（宮古），大阪の 11 保健所管内に居住していた 45～74 歳の男女のうち，食事調査アンケートに回答した約 9 万人を 2016 年まで追跡調査し，日本食パターンと死亡リスクの関連を調べた．
>
> 　本研究で定義した「日本食パターン」は，8 項目（ご飯，みそ汁，海草，漬物，緑黄色野菜，魚介類，緑茶，牛肉・豚肉）の摂取量を点数化する日本食インデックス（8-item Japanese Diet Index：JDI8）を使用した．日本食パターンスコアは，JDI8 の 7 項目（ご飯，みそ汁，海藻，漬物，緑黄色野菜，魚介類，緑茶）について，摂取量が中央値より多い場合に各 1 点，牛肉・豚肉では摂取量が中央値より少ない場合に 1 点として，合計 0～8 点で算出した．この日本食パターンのスコアを 4 つのグループに分類し，その後約 18.9 年の追跡期間中に確認された死亡（全死亡，がん死亡，循環器疾患死亡，心疾患死亡，脳血管疾患死亡）との関連を調べた．

その結果，日本食パターンのスコアが低いグループに比べて高いグループでは，全死亡のリスクは14%，循環器疾患死亡のリスクは11%，心疾患死亡のリスクは11%低かった（図4-6）．また，JDI8の8項目の食品について，それぞれの食品の摂取量を「多い・少ない」の2つのグループに分け，「少ない」に比べて「多い」グループの死亡リスクを調べた．その結果，摂取量が多いグループで，海草では6%，漬物では5%，緑黄色野菜では6%，魚介類では3%，緑茶では11%，死亡リスクが統計学的に有意に低下することが明らかとなった（図4-7）．

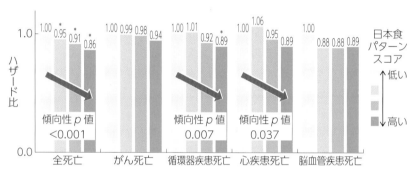

図 4-6　日本食パターンと死亡リスクの関連

＊：統計学的有意
（国立がん研究センター 国立がん研究センターがん対策研究所　予防関連プロジェクト：日本食パターンと死亡リスクとの関連について．https://epi.ncc.go.jp/jphc/outcome/8499.html（閲覧日：2023年7月）より転載）

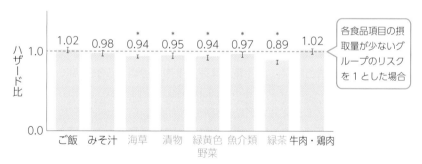

図 4-7　各食品項目の摂取量が多いグループと全死亡リスクとの関連

＊：統計学的有意
（国立がん研究センター がん対策研究所 予防関連プロジェクト：日本食パターンと死亡リスクとの関連について．https://epi.ncc.go.jp/jphc/outcome/8499.html（閲覧日：2023年7月）より転載）

❷ 後ろ向き研究

■ ケースコントロール研究（症例対照研究）

　後ろ向き研究の代表的なものとしてケースコントロール（症例対照）研究がある．ケースコントロール研究とは，疾病の発生要因を探るために開発された研究である．疾病にかかった集団（症例群，ケース群）と，症例群と同様の特徴をもつが疾病にはかかっていない集団（対照群，コントロール群）について，過去にある要因に曝露したかどうか比較することにより，その要因が疾病と関係あるかどうかを判断する（図4-8）．

　例えば，喫煙と脳卒中の関係を調べたい場合，まず脳卒中を発症した患者1,000人（症例群,ケース群）と，脳卒中を発症していない健常者1,000人（対照群,コントロール群）を標本抽出する．そして，今までに喫煙していたかどうか，過去の曝露状況（喫煙習慣）を調査する（図4-4）．その結果,脳卒中を発症した患者1,000人のうち「喫煙あり」が500人，脳卒中を発症していない健常者1,000人のうち「喫煙あり」が200人である場合，脳卒中を発症した患者（症例群,ケース群）の方が喫煙率が高いため，喫煙と脳卒中の発症には関連性があり，喫煙は脳卒中のリスクを高める危険因子であることが強く疑われる．

　ケースコントロール研究は症例群と対照群に対して過去の要因曝露の有無をヒアリングすればよいため，調査にかかる時間や費用が抑えられる．またケースコントロール研究は，同様に2群が用意できるのであれば疾病以外

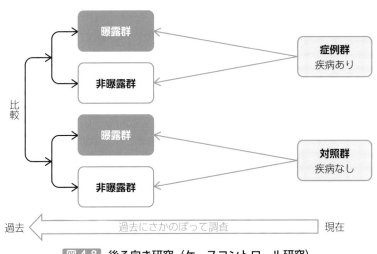

図4-8 後ろ向き研究（ケースコントロール研究）

の分析にも利用できる。例えば，自動車事故におけるリスク要因を知りたい場合は，自動車事故を起こした群（症例群）と起こさなかった群（対照群）を用意すればよい。

関係性の評価には，前向きコホート研究と同様に「相対危険」を用いるのが好ましいが，ケースコントロール研究の枠組みでは計算できない[*2]。そこで代わりに利用されるのがオッズ比（odds ratio）である[*3]。オッズとは，「ある事象が起きる確率 p の，その事象が起きない確率 $1-p$ に対する比を意味する」[11]。例えば，曝露オッズ（曝露しなかった確率に対する，曝露した確率の比率）は次のように定義される（表4-1）。

表4-1 症例対照研究におけるオッズ比のモデル

	症例群	対照群
曝露群	a	b
非曝露群	c	d
計	$a+c$	$b+d$

[*2]：相対危険とは，「ある要因に曝露しなかった場合に対し，曝露した場合は何倍罹患しやすくなるか」を示す指標，つまり「非曝露群に対する曝露群の罹患リスクの比」であり，次式で定義される（下表参照）。

$$相対危険＝曝露群の罹患リスク／非曝露群の罹患リスク$$
$$＝\frac{A}{A+B}\Big/\frac{C}{C+D}$$

表 前向きコホート研究におけるクロス表

	罹患群	非罹患群	計
曝露群	A	B	A+B
非曝露群	C	D	C+D

しかし，ケースコントロール研究では非罹患群の人数（B，D）は不明なため，相対危険を計算することができない〔対照群の人数（b，d）はわかるが，それは研究者が自由に選ぶことができるので，$a/(a+b)$，$c/(c+d)$ は A/(A+B)，C/(C+D) に一致しない〕。

[*3]：適切な方法（無作為抽出など）で母集団から各群が得られていれば，罹患群と症例群の曝露オッズはほぼ等しくなり（A/C≒a/c），非罹患群と対照群も同様である（B/D≒b/d）。また罹患率が十分低い場合（A，C<<B，D），A+B≒B，C+D≒D である。これらから，オッズ比を変形すると相対危険にほぼ等しくなることがわかる。

$$オッズ比＝\frac{a\times b}{b\times c}≒\frac{A\times D}{B\times C}＝\frac{\dfrac{A}{B}}{\dfrac{C}{D}}≒\frac{\dfrac{A}{A+B}}{\dfrac{C}{C+D}}＝相対危険$$

症例群の曝露オッズ＝曝露した確率 / 曝露しなかった確率

$$=\frac{a}{a+c}\Big/\frac{c}{a+c}=\frac{a}{c}$$

対照群の曝露オッズ＝曝露した確率 / 曝露しなかった確率

$$=\frac{b}{b+d}\Big/\frac{d}{b+d}=\frac{b}{d}$$

　この曝露オッズについて，対照群に対する症例群の比をとったのがオッズ比である．

オッズ比＝症例群の曝露オッズ / 対照群の曝露オッズ

$$=\frac{a}{c}\Big/\frac{b}{d}=\frac{a\times d}{b\times c}$$

　罹患率が低い場合，オッズ比は相対危険にほぼ等しくなる[*3]．つまり，オッズ比は「ある要因に曝露しなかった場合に対し，曝露した場合は何倍罹患しやすくなるか」を示す指標と捉えられる．具体的には，オッズ比が5%の有意水準で有意に1を超えていれば（オッズ比の95%信頼区間が1を超えていれば），その要因は疾病と有意な正の関係がある（要因は疾病リスクを高める）．逆に有意に1を下回っていれば（95%信頼区間が1を下回っていれば），有意な負の関係がある（要因は疾病リスクを抑える）．
　例えば，表4-1において $a=6$，$b=2$，$c=5$，$d=4$ とすると，

$$オッズ比 =\frac{a\times d}{b\times c}=\frac{6\times4}{2\times5}=\frac{24}{10}=2.4$$

となり，「曝露しなかった場合に対し，曝露した場合は2.4倍罹患しやすくなる」ことがわかる．また，仮にオッズ比の95%信頼区間が2.0〜2.8だとすれば，要因と疾病には有意な正の関係がある．

■ 後ろ向きコホート研究
　過去に収集・記録した情報（これまでに蓄積されている健診データや院内の電子カルテデータなど）を用いて，過去から現在にわたって観察する研究方法を後ろ向きコホート研究という．起点が過去（研究開始時点より前）なだけで，観察の方向性は後ろ向きではなく前向きなコホート研究である[12]．

例　ケースコントロール研究の例

論文名：リスク要因を解明するため卵巣癌の症例対照研究[13)]

　1994 年から 1996 年に久留米大学医学部附属病院，同附属医療センター，佐賀医科歯科大学附属病院において，卵巣がんと診断された人を症例群（78 人）とし，次に症例群の各人と年齢が近く（±5 歳以内），同じ地域に住む人を対照群（346 人）に選んだ．そして卵巣がんとの関係が疑われるリスク要因について両群に面接調査を行い，卵巣がん罹患リスクに対する各要因のオッズ比（OR）と 95% 信頼区間（CI）を求めた．

　その結果，オッズ比が有意に 1 を超えていた要因は，親族（母親または姉妹）に卵巣がん罹患者がいること（OR=2.85，95%CI：1.01～8.08），最大体重時の体重（OR=1.31，95%CI：1.06～1.63），最大体重時の肥満度（OR=1.30，95%CI：1.06～1.60）であった．一方，有意に 1 未満だった要因は，出産回数（OR=0.57，95%CI：0.39～0.83）であった（図 4-9）．これらの結果から，親族に卵巣がん罹患者がいる，または最大体重時の体重や肥満度が高かった人は罹患リスクが高く，出産回数が多い人はリスクが低いことがわかった．

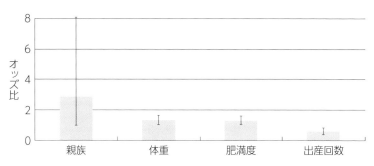

図 4-9　卵巣がんのリスク要因のオッズ比

（森満ほか：リスク要因を解明するため卵巣癌の症例対照研究．日本産科婦人科学会雑誌，48 (10)：875-882，1996 より作成）

IV 交絡バイアスとは

結果に影響を与えうる要因が複数あり，どの要因が原因なのか判別できないとき，これらの要因は交絡している[14]という．原因変数と関連するが原因変数の結果ではなく，結果変数と因果関係をもつ第三の変数（交絡変数，交絡因子ともいう）が存在すると交絡が発生する．多くの量的研究の目的が「因果関係の検証」である以上，検証の支障となる交絡は注意すべき現象である．そのため，ランダム化比較試験以外の研究デザインでは交絡を疑い，交絡変数の有無を確認する必要がある．

例えば，血圧（原因変数）と年収（結果変数）の関係を調べたところ，血圧と年収には正の相関があり，「血圧が高いほど年収が高い」という結果が得られたとする．しかし，これをもって「血圧は年収の原因である」と考えるのは短絡的である．健康な人でも年齢が上がるにつれて血圧は上昇する傾向にあり，また，一般的に年齢が上がるほど年収もアップするため，血圧は年収の原因ではなく，第三の変数（因子）である「年齢」が年収に影響を与えていると考える方が自然である．つまり，年齢が交絡して，血圧と年収に「見かけ上の因果関係（疑似相関）」を生じさせているといえる（図4-10）．

このように，変数間に相関があり何らかの意味のある関係（因果関係など）があるようにみえるものの，実際にはそのような関係はない場合，この相関を「疑似相関」という．前述の血圧と年収の例のように交絡変数がある場合は疑似相関が発生しやすい．

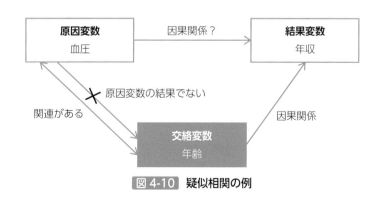

図4-10 疑似相関の例

V 交絡因子の影響を排除する方法

　交絡変数がある場合は，因果関係を明確にするために交絡（変数）をコントロールする（影響を抑制する）必要がある．コントロール方法はコントロールの実施時期により，① 研究デザイン作成時と，② データ分析時に大きく分けることができる．

1 研究デザイン作成時における交絡のコントロール

　研究デザイン作成時において交絡をコントロールする方法としては，「限定」「マッチング」「無作為化」が代表的なものである．

※ 限定

　限定とは，対象者の交絡変数（交絡変数となっている属性）を1つの値，またはある幅に制限することである．例えば肉類の摂取頻度と大腸がんの関係を知りたい場合，年齢が交絡変数になっている可能性がある（図4-11）．この交絡変数の影響を抑制するには，対象者を同一年齢層（例えば70代のみ）に限定し，変数でなく定数にしてしまえばよい．限定は単純で実施しやすいものの，対象者の属性が限定され一般性を失うという欠点もある．

※ マッチング

　マッチングは，ケースコントロール研究でよく使われる手法である．比較したい2群（症例群と対照群など）で対象者のペアをつくり，交絡変数の値をマッチさせることで交絡を抑制する．先述した肉類の摂取の例でいえば，対象者を選ぶ際，交絡変数（年齢）がほぼ一致するように選ぶ（図4-12）．限定に比べると対象者の幅が広がるという長所がある．しかし，限定もマッチングも，交絡変数をあらかじめ想定する必要があるのが欠点である．

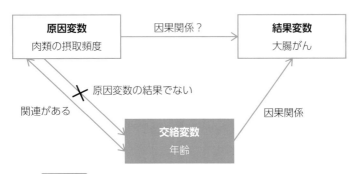

図4-11 限定の例（年齢が交絡変数になっている場合）

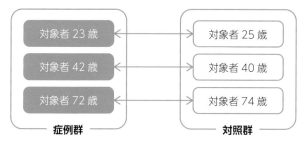

図 4-12 マッチングの例（± 2 歳未満）

■ 無作為化

　交絡変数が不明な場合にも使える方法が，無作為化（ランダム化ともいう）である．無作為化とは，コンピュータなどで発生させた乱数に従って対象者を無作為に 2 群に割り付けることである．対象者が十分多ければ，すべての属性はほぼ均等に振り分けられるため，全属性について抑制が期待できる．しかし，対象者が少ない場合は属性が偏りがちになるという欠点もある．

　なお，割り付けた後，一方の群（介入群）のみに介入（投薬や訓練など，原因を反映した処置）を行い，介入前後の変化をもう一方の群（対照群）と比較することもある．これを無作為化比較試験（RCT）という．介入の有無以外は両群の属性はほぼ同一であるから，介入群だけに特異的な変化がみられれば，それが介入の結果だと判定できる．RCT は因果関係の強力な検証方法であるが，時間やコストがかかり，倫理的な問題（投薬の副作用，プラセボの使用や無治療が許容されないなど）もある．

② データ分析時における交絡のコントロール

　一方，データを収集した後に可能な交絡のコントロール手法には，「層化」や「多変量解析」がある．

※ 層化

　交絡変数の水準ごとに対象者を群に分割し，群ごとに分析する方法である．肉類の摂取の例でいえば，対象者を 20 代，30 代，40 代…の群に分けて，群ごとに肉類の摂取と大腸がんの関係を分析する．同一群内では交絡変数（年齢）はほぼ一定なので，その影響が抑えられる．

　原因変数，交絡変数，結果変数を投入したモデルについて，計算により交絡変数の影響をコントロールしつつ，原因変数と結果変数の関係を導く方法である．無作為化や層化などの複雑な操作を要せず，計算のみで複数の交絡変数をコントロールできるという際立った長所がある．

　多変量解析は多くの方法があり，すべてが交絡コントロールに使えるわけではないが，重回帰分析や多重ロジスティック回帰分析などは，「交絡の影響を排除したときの原因変数が与える影響力」が得られるため，よく用いられる．例えば重回帰分析においては，原因変数 x と交絡変数 u を独立変数，結果変数 y を従属変数として回帰式 $y=a+bx+cu$ に投入し，回帰係数 b と c を推測する．このとき b は，交絡変数の影響を除去した原因変数が結果変数に与える影響を表すため，両者の「純粋な」因果関係が推定できる．

VI その他のバイアス

　バイアス（bias）とは，測定結果が測定対象を的確に反映していないために生じる，真の値からの「偏り」や「歪み」，「ずれ」のことである．バイアスにはさまざまなものがあるが，交絡バイアス以外でよくみられるものとして選択バイアスと情報バイアスがある．

　選択バイアスとは，母集団から標本の抽出が正しく行われない（標本が無作為に抽出されないなど）ために生じるバイアスである．研究対象集団の一部が脱落したり，過剰に選択されたりすると母集団を適切に反映しない標本となってしまい，研究結果の信頼性を歪める可能性がある．例えば，インターネット上で標本を集めるとパソコンやスマートフォンと親和性の高い人が選ばれやすくなり，それらを普段利用しない人（高齢者など）は研究対象から脱落しやすいことがあげられる．

　情報バイアスとは，データ（情報）を得る方法が適切でないため，収集されたデータに偏りが生じてしまうことをいう．（選択バイアスが生じなくても）情報バイアスが生じると，得られたデータは母集団を適切に反映したものではなくなるため，研究結果が歪んでしまい，研究の信頼性が損なわれてしまう．

　情報バイアスは，① 測定者が原因となるもの，② 対象者（被測定者）が原因となるもの，③ 測定手段が原因となるものとに分けられる．①では測

定者のもつ先入観や思い込みにより回答を誘導してしまう，都合よく解釈してしまうことなどがあげられる．②では不適切な申告（飲酒量を過少申告することなど）や，想起バイアス（例えば，疾病に罹患した人ほど過去の出来事や曝露を詳しく正確に思い出し，罹患していない人はあまり正確に思い出さないこと）などがある．③ではその測定に適さない測定手段を使うこと（言語能力の測定に論理能力テストを使うことなど）や，測定機器・測定者が毎回違うことなどがあげられる．

☕ column 03 / バイアスはゼロにできるか

　バイアスは好ましいものではないため，できる限り減らした方がよい．しかし，残念ながら原理的にゼロにはできないことがわかっている．

　自然科学における「観察者原理」によれば，測定者（観察者）は何かを測定しようとする場合，必ず対象に影響を与えてしまうので，対象の真の姿を知ることはできない．例えば，フィルムの色を確認するためにはフィルムに光を当てる必要があるが，光を当てるとフィルムは感光して変色してしまうため，フィルムの真の色を知ることはできない．

　社会科学の分野においても同様のことがいえる．例えばインタビュー調査においては，調査者の表情やしぐさ，言動，質問の仕方などが対象者の心理に影響を与えてしまう場合があるので，対象者の真の心理を知ることはできない．また，調査者と対象者間に上下関係がある場合，萎縮して無難な内容しか答えなくなる傾向がある．

引用文献

1) 奥田千恵子：医薬研究者のための研究デザインに合わせた統計手法の選び方，p.9，金芳堂，2009.
2) 神奈川県葉山町：葉山町きれいな資源ステーション協働プロジェクト〜住民協働によるランダム化比較実験とエビデンスに基づく政策決定〜．行革甲子園 2016〜プラスの力を生み出す政策コンテスト〜，愛媛県．https://www.pref.ehime.jp/h10800/shichoshinko/gappeishien/documents/03hayamatyoukoukaiyou2.pdf（閲覧日：2023 年 7 月）
3) 内閣官房 行政改革推進本部事務局：統計改革推進会議 最終取りまとめ（2017 年 5 月 19 日統計改革推進会議決定）．https://www.kantei.go.jp/jp/singi/toukeikaikaku/index.html（閲覧日：2023 年 7 月）
4) 都竹茂樹ほか：中年肥満男性に対するコーチング理論に基づいたメタボリックシンドローム予防・改善プログラムの有効性 —情報提供群との比較検討—．デサントスポーツ科学，30：132-140，2009.
5) 竹林由武：観察研究の必須事項．行動療法研究，40(3)：167-175，2014.
6) 角舘直樹：Evidence-Based Dentistry 入門—世界のエビデンスを日々の診療にいかす—，p.26-27，永末書店，2015.
7) 三田寺裕治ほか：介護保険施設における介護事故の発生状況に関する分析．社会医学研究，30(2)：123-130，2013.
8) 奥田千恵子：医薬研究者のための研究デザインに合わせた統計手法の選び方，p.11，金芳堂，2009.
9) Divi C, et al：Language proficiency and adverse events in US hospitals: a pilot study. Int J Qual Health Care, 19(2)：60-67, 2007.
10) 国立がん研究センター がん対策研究所 予防関連プロジェクト：日本食パターンと死亡リスクとの関連について．https://epi.ncc.go.jp/jphc/outcome/8499.html（閲覧日：2023 年 7 月）
11) 日本疫学会 監：はじめて学ぶやさしい疫学，第 3 版，p.25，南江堂，2018.
12) 福原俊一ほか：第 2 回「後ろ向き」なコホート研究？医学界新聞プラス．臨床研究 21 の勘違い，医学書院，2021. https://www.igaku-shoin.co.jp/paper/archive/y2021/kanchigai_02（閲覧日：2023 年 7 月）
13) 森満ほか：リスク要因を解明するため卵巣癌の症例対照研究．日本産科婦人科学会雑誌，48(10)：875-882，1996.
14) BellCurve：統計用語集 交絡．統計 WEB．https://bellcurve.jp/statistics/glossary/1320.html（閲覧日：2023 年 7 月）

参考文献

・若井建志ほか：バイアスの種類とその対策(1)．日本循環器管理研究協議会雑誌，34(1)：42-45,1999.
・日本疫学会：疫学用語の基礎知識．https://jeaweb.jp/glossary/glossary006.html（閲覧日：2023 年 7 月）
・明石芳彦：社会科学系論文の書き方，ミネルヴァ書房，2018.
・Matsuyama S, et al：Association between adherence to the Japanese diet and all-cause and cause-specific mortality: the Japan Public Health Center-based Prospective Study. Eur J Nutr, 60(3)：1327-1336, 2020.

研究計画書の作成

I 研究計画書を作成する意義

　建物を建てる際には必ず設計図が必要である．それがなければ，設計者の意図を正確に施工業者に伝えることができず，設計者が当初考えていた建物とは異なるものが建築されてしまうおそれがある．設計図は，建築基準法などの法律に違反していないかどうかを確認するためにも必要である．

　研究においても，初期の段階で研究の設計図である研究計画書を作成する必要がある．研究計画書は研究目的や意義，研究方法，データ分析の方法などを具体的に記述するものである．研究計画書の完成度がその後の研究の成否に大きく関わるため，時間をかけてじっくりと作成する．

　研究を実施する際には，計画している研究が倫理的に適切であるのか，事前に研究倫理審査委員会などの第三者から倫理審査を受ける必要がある．その際，審査資料として研究計画書を作成し提出することが求められる．

　研究が進んでから研究目的や研究方法を変更することはできないため，研究計画書は必ず指導教官や同じ研究室の先輩，同期メンバーなどに読んでもらい，疑問点や修正すべき点などについてアドバイスをもらうとよい．指摘された点については改善し，研究計画書の推敲を重ね完成度を高める．

II 研究計画書の構成

　研究計画書に，最低限記載すべき項目や内容について説明する（図5-1）.

① 研究テーマ

　この研究で何を明らかにしようとしているのか，研究の内容が一目でわかるように，一行で端的に表す必要がある．タイトルが長くなる場合はサブタイトルをつけ，具体的にどのような研究であるのかわかるようにする．また，「〇〇〇に関する研究」のような抽象的な表現は避け，「〇〇が△△に与える影響」「〇〇とその関連要因」「〇〇の規定要因の検討」のようになるべく

❶ 研究テーマ

❷ 研究の動機

❸ 先行研究の検討結果

❹ 研究の目的

❺ 研究の意義

❻ 研究方法

(1)研究デザイン

(2)用語の定義

(3)研究対象者

(4)調査方法

(5)調査期間

20 ○○年○○月○○日〜20 ○○年○○月○○日

❼ 調査内容

❽ データ分析方法

❾ 研究スケジュール

年	月	リサーチクエスチョンの検討
年	月	先行研究の探索，FINER によるチェック
年	月	リサーチクエスチョン，研究目的の決定
年	月	研究計画書の作成
年	月	調査票の作成
年	月	倫理委員会の審査・承認
年	月	調査の実施
年	月	エディティングとコーディング,データ入力,データクリーニングなど
年	月	データ分析
年	月	研究結果の公表（報告書の作成，学会発表，学術論文の執筆）

❿ 研究に係る費用

⓫ 倫理的配慮

図 5-1 研究計画書の例

具体的に記述する．なお，字数に余裕がある場合は，「○○を対象としたランダム化比較試験」「○○における前向きコホート研究」「○○○の事例検討」のように研究デザインをタイトルに含める場合もある．

② 研究の動機

なぜその研究に取り組もうと考えたのか，本研究の着想に至った経緯などについて説明する．

③ 先行研究の検討結果

先行研究を整理したうえで，先行研究ですでに明らかになっていることやいまだ明らかになっていないこと，先行研究に不足していること，未検証の課題などについて，先行研究を引用しながらわかりやすく記述する．また，研究分野における当該研究の位置づけや研究を行う根拠（なぜこの研究が必要なのかなど）を明示する．

④ 研究の目的

本研究を通じて何をどこまで明らかにするのかを記述する．chapter 02の「FINER によるチェック」で述べたとおり，初学者は 1 つの研究でたくさんのことを明らかにしたいと考える傾向があるが，研究の範囲が広すぎると研究期間内に終了できない可能性があるため，この研究ではどこまでを明らかにするのか，この研究で扱う範囲を限定することが重要である．また，「本研究では○○○を明らかにすることを目的とする」「本研究の目的は○○○を明らかにすることである」というように，研究の目的が一目でわかるように簡潔にまとめるとよい．

⑤ 研究の意義

何のためにこの研究を行うのか，研究を行う必要性を記載する．具体的には，研究を行うことで研究分野にどのような学術的貢献ができるのか，社会にどのような貢献をもたらすのか，日々の業務実践や臨床の向上にどのように貢献するのかなどを記述する．

❶ 研究デザイン

　研究デザインを考えずにデータ収集を始めると，当初計画していた研究目的が達成できなくなる可能性があるため，リサーチクエスチョンに応じた研究デザインをあらかじめ考え，研究計画書に記載する必要がある．研究デザインの種類については chapter 04 で詳しく記述しているので，そちらを参照してほしい．

❷ 用語の定義

　使用したい用語が一般的でない場合，あるいは一般的であっても意味が曖昧な場合は，読み手が理解できるように用語を定義する必要がある．例えば，「中堅職員」を対象とする研究を行う場合，中堅職員とは誰を指すのか定義する必要がある（例：〇〇とは△△である，〇〇は△△と定義される）．根拠なく自分勝手に定義すると説得力がないため，先行研究や辞書，法令や公文書，専門家へのインタビューなどから，いくつか用語の定義をピックアップし，自身の研究にあわせて取捨選択して取りまとめるとよい．

❸ 研究対象者

　誰を対象に調査や実験を実施するのか，研究対象者の定義や基準について記載する．例えば，「18 歳以上 65 歳未満の男女」「在宅で高齢者を介護している家族介護者」などである．また，選択／除外基準（どのような人を研究対象とするか／どのような人を研究対象から除外するか）がある場合は具体的に記述する．

❹ 調査方法，調査期間

　調査の実施方法は質問紙調査，観察法，面接法などがある．当該研究でどのような方法によって調査を実施するのか具体的に記載する．ランダム化比較試験（RCT）や前向きコホート研究のように縦断的にデータを収集する場合は，研究対象者の追跡方法についても詳しく記述する．また，データ収集期間や調査対象者数，想定される回収率，調査対象者への依頼方法やリクルートの方法についても記載する．全数調査（悉皆調査）と標本調査のどちらで調査を行うのか，また標本調査の場合はどのように標本を抽出するのか具体的に記載する（標本の抽出については chapter 07 参照）．

⑦ 調査内容（基本属性，調査項目）

　事前に立てた仮説やモデルを踏まえ，どのような調査項目が必要であるか検討する．分析に必要な変数（調査項目）が不足していると，仮説を検証できず研究目的を達成することができなくなるため，収集すべき調査項目について時間をかけて十分に検討する必要がある．一方で，調査項目が多すぎると途中で回答を離脱してしまったり，回答の精度が下がるおそれがあるため，調査項目の選定は慎重に行う必要がある．

⑧ データ分析方法

　収集したデータをどのような手順で分析するのか，統計解析を実行するための具体的な手順・方法について記載する．また，使用する統計解析ソフトの名称も記載する．

⑨ 研究スケジュール

　調査票の作成期間，調査の実施時期，データ分析や論文の締め切りなど，研究に関する大まかなタイムスケジュールを時系列で記載する．

⑩ 研究に係る費用

　質問紙調査を実施する場合は，調査票や依頼状，報告書などの印刷費，通信運搬費（調査票の送料，督促状送料，報告書送料など），データ入力費，調査協力者謝礼などの費用が必要となる．面接調査の場合は訪問先への交通費や研究協力者への謝礼，被調査者リクルートのための説明資料印刷費・郵送費，テープ起こし費用などが必要となる．どの程度の費用が必要となるのか，調査を実施する前に算出する必要がある．

⑪ 倫理的配慮

　研究参加に関する説明や同意取得の手順（いつ，誰が，どのような方法で行うのか）について記載する．対象者が経験すると予想される身体的・精神的負担，不利益，リスクおよびそれらを最小限にするための具体的な方策について記載する．個人情報保護の方法や結果の公表範囲，公表の方法についても記載する．また，研究計画から研究の実施，研究の公表までの間で倫理的配慮が十分になされているか，研究倫理チェックリストを用いて確認を行う．

column 4 / STROBE 声明

　STROBE（The Strengthening the Reporting of Observational Studies in Epidemiology）声明は観察研究の報告の質向上のためのガイドラインであり，STROBE イニシアチブ・グループによって開発されたものである（表5-1）．学術論文は「緒言」「対象と方法」「結果」「考察」「結論」の IMRAD で構成されているが，STROBE 声明のチェックリストの項目に沿って点検，確認することで，より質の高い論文を作成できる．また，このチェックリストを活用することで，論文投稿時に採択される可能性を高めることができる．

　学術雑誌のなかには，STROBE 声明のチェックリストに準拠して論文を執筆するよう投稿規定に明示されているものがある．STROBE 声明のチェックリストは論文執筆の際に役立つだけでなく，研究デザインや研究方法を検討する「研究の構想・計画」の段階においても活用できる．なお，ランダム化比較試験の報告の質向上のためのガイドラインとしては CONSORT（Consolidated Standards of Reporting Trial）声明がある．

表 5-1　STROBE 声明：観察研究の報告において記載すべき項目のチェックリスト

	no	推奨	報告頁
タイトル・抄録 [title and abstract]	1	(a)タイトルまたは抄録のなかで，試験デザインを一般に用いられる用語で明示する. (b)抄録では，研究で行われたことと明らかにされたことについて，十分な情報を含み，かつバランスのよい要約を記載する.	
はじめに[introduction] 　背景[background] / 　論拠[rationale]	2	研究の科学的な背景と論拠を説明する.	
目的[objective]	3	特定の仮説を含む目的を明記する.	
方法[methods] 　研究デザイン 　[study design]	4	研究デザインの重要な要素を論文のはじめの[early]部分で示す.	
セッティング 　[setting]	5	セッティング，実施場所のほか，基準となる日付については，登録，曝露[exposure]，追跡，データ収集の期間を含めて明記する.	
参加者[participant]	6	(a)・コホート研究[cohort study]：適格基準[eligibility criteria]，参加者の母集団[sources]，選定方法を明記する. 追跡の方法についても記述する. 　・ケース・コントロール研究[case - control study]：適格基準，参加者の母集団，ケース[case]の確定方法とコントロール[control]の選択方法を示す. ケースとコントロールの選択における論拠を示す. 　・横断研究[cross - sectional study]：適格基準，参加者の母集団，選択方法を示す. (b)・コホート研究：マッチング研究[matched study]の場合，マッチングの基準，曝露群[exposed]と非曝露群[unexposed]の各人数を記載する. 　・ケース・コントロール研究：マッチング研究[matched study]の場合，マッチングの基準，ケースあたりのコントロールの人数を記載する.	

（つづく）

変数 [variable]	7	すべてのアウトカム，曝露，予測因子 [predictor]，潜在的交絡因子 [potential confounder]，潜在的な効果修飾因子 [effect modifier] を明確に定義する．該当する場合は，診断方法を示す．
データ源 [data source] / 測定方法	8*	関連する各因子に対して，データ源，測定・評価方法の詳細を示す．二つ以上の群がある場合は，測定方法の比較可能性 [comparability] を明記する．
バイアス [bias]	9	潜在的なバイアス源に対応するためにとられた措置があればすべて示す．
研究サイズ [study size]	10	研究サイズ [訳者注：観察対象者数] がどのように算出されたかを説明する．
量的変数 [quantitative variable]	11	(a)量的変数の分析方法を説明する．該当する場合は，どのグルーピング [grouping] がなぜ選ばれたかを記載する．
統計・分析方法 [statistical method]	12	(a)交絡因子の調整に用いた方法を含め，すべての統計学的方法を示す．
		(b)サブグループと相互作用 [interaction] の検証に用いたすべての方法を示す．
		(c)欠損データ [missing data] をどのように扱ったかを説明する．
		(d)・コホート研究：該当する場合は，脱落例 [loss to follow - up] をどのように扱ったかを説明する．
		・ケース・コントロール研究：該当する場合は，ケースとコントロールのマッチングをどのように行ったかを説明する．
		・横断研究：該当する場合は，サンプリング方式 [sampling strategy] を考慮した分析法について記述する．
		(e)あらゆる感度分析 [sensitivity analysis] の方法を示す．

（つづく）

結果[result]
　参加者[participant]　　13*　(a)研究の各段階における人数を示す（例：潜在的な適格[eligible]者数，適格性が調査された数，適格と確認された数，研究に組入れられた数，フォローアップを完了した数，分析された数）.
　　　　　　　　　　　　　(b)各段階での非参加者の理由を示す.
　　　　　　　　　　　　　(c)フローチャートによる記載を考慮する.

　記述的データ　　　　　14*　(a)参加者の特徴（例：人口統計学的，臨床的，社会学的特徴）と曝露や潜在的交絡因子の情報を示す.
　[descriptive data]　　　(b)それぞれの変数について，データが欠損した参加者数を記載する.
　　　　　　　　　　　　　(c)コホート研究：追跡期間を平均および合計で要約する.

　アウトカムデータ　　　15*　・コホート研究：アウトカム事象の発生数や集約尺度[summary measure]の数値を経時的に示す.
　[Outcome data]　　　　・ケース・コントロール研究：各曝露カテゴリーの数，または曝露の集約尺度を示す.
　　　　　　　　　　　　　・横断研究：アウトカム事象の発生数または集約尺度を示す.

　おもな結果　　　　　　16　(a)調整前[unadjusted]の推定値と，該当する場合は交絡因子での調整後の推定値，そしてそれらの精度（例：95%信頼区間）を記述する. どの交絡因子が，なぜ調整されたかを明確にする.
　[main result]　　　　　(b)連続変数[continuous variable]がカテゴリー化されているときは，カテゴリー境界[category boundary]を報告する.
　　　　　　　　　　　　　(c)意味のある[relevant]場合は，相対リスク[relative risk]を，意味をもつ期間の絶対リスク[absolute risk]に換算することを考慮する.

　他の解析　　　　　　　17　その他に行われたすべての分析（例：サブグループと相互作用の解析や感度分析）の結果を報告する.
　[other analysis]

（つづく）

考察 [discussion]		
鍵となる結果 [key result]	18	研究目的に関しての鍵となる結果を要約する.
限界 [limitation]	19	潜在的なバイアスや精度の問題を考慮して，研究の限界を議論する．潜在的バイアスの方向性と大きさを議論する.
解釈 [interpretation]	20	目的，限界，解析の多重性[multiplicity]，同様の研究で得られた結果やその他の関連するエビデンスを考慮し，慎重で総合的な結果の解釈を記載する.
一般化可能性 [generalisability]	21	研究結果の一般化可能性 （外的妥当性[external validity]）を議論する.
その他の情報 [other information]		
研究の財源 [funding]	22	研究の資金源，本研究における資金提供者[funder]の役割を示す．該当する場合には，現在の研究の元となる研究[original study]についても同様に示す.

＊：ケース・コントロール研究では，ケースとコントロールに分けて記述する．コホート研究と横断研究において該当する場合には，曝露群と非曝露群に分けて記述する.

注）本 STROBE 声明の解説と詳細について記述した "Strengthening the Reporting of Observational studies in Epidemiology（STROBE）: Explanation and elaboration" では，それぞれのチェックリスト項目について考察し，方法論的背景や報告された実例についても紹介している．STROBE チェックリストはこの論文（*Annals of Internal Medicine* の website（www.annals.org），*Epidemiology* の website（www.epidem.org）もしくは *PLoS Medicine* の website（www.plosmedicine.com）で自由に閲覧可能）とともに使用することがもっとも適している．コホート研究，ケース・コントロール研究，および横断研究のための個別のチェックリストは，STROBE の website（www.strobe-statement.org）にて閲覧できる.

（上岡洋晴ほか 訳：疫学における観察研究の報告の強化（STROBE 声明）：観察研究の報告に関するガイドライン．In：中山健夫ほか 編．臨床研究と疫学研究のための国際ルール集，p.202-209，ライフサイエンス出版，2008 より転載）

chapter

06 / 調査票の作成

I 質問紙調査とは

　質問紙調査は社会学や経済学，心理学，看護学など研究分野を問わず広く利用されている．「質問文とそれに対する自分自身の判断による回答という言語行動から，対象者各個人が主観的に持っている，事実・経験・行動あるいは構成概念（QOL，態度，性格など）を測定しようとする方法」[1] である．

　この調査方法は学術研究機関によるアカデミックリサーチだけでなく，マーケティングなどの商業目的の調査や，国勢調査・国民生活基礎調査などの官庁統計調査，大学における授業評価アンケートなどさまざまな分野・領域で行われている．質問紙による調査を実施する際は，質問文や選択肢などから構成される調査票を事前に作成する必要がある．近年ではインターネットの普及によりオンライン上での Web 調査も増加している．

II 質問紙調査の長所と短所

　質問紙調査はさまざまな分野で多く用いられているが，万能ではなく長所と短所の両面が含まれる．そのため，質問紙を作成する際には質問紙の長所と短所を十分に理解したうえで，質問紙調査を企画・設計する必要がある．

　表 6-1 は質問紙調査の長所・短所を整理したものである[1]．この表に基づいて説明すると，質問紙調査の長所としては，あらかじめ用意した調査票に基づいて被調査者に回答してもらうため，効率的にデータを収集できることがあげられる．また，質問紙調査は匿名である場合が多く，観察法や面接法と比べると被調査者の協力を得られやすい．また，質問紙調査は回答を数値化し容易に統計的に分析できる．さらに，人間の心理的状況など目に見えない，観察不能な意識的側面の情報を入手できるというメリットもある．

　一方で，質問紙調査はあらかじめ準備した質問以外は調査することができないという短所がある．質問紙調査は調査票に基づいて回答してもらうため，被調査者の知識レベルや言語能力に大きく左右される．また，さまざまなバ

表6-1 質問紙調査の長所と短所

長所	**実利的側面** ・データ収集が効率的（対象者の協力が得られやすい，多数のデータを，比較的斉一な統制された条件で得ることが可能，など） ・回答者のペースで回答可能 ・数値による統計的分析が容易 ・面接者・評価者の主観の影響の排除 **本質的側面** ・観察不能な意識的側面の情報が入手できる ・実験できない変数（時間・ライフイベントなど）に対する研究が可能
短所	**実害的側面** ・安易な情報収集法として利用されやすい ・回答者の意識的操作が現れる ・黙従傾向・社会的望ましさの影響がある **本質的側面** ・回答者の言語能力に依存 ・言語報告の妥当性・信頼性の確保が困難 ・回答者自身が意識していない無意識的情報や回答時のノンバーバル情報は入手できない

（成田健一：調査研究―質問紙調査法によるアプローチ．日本摂食嚥下リハビリテーション学会雑誌，6(2)：140，2002より転載，一部改変）

イアス（偏り）が生じるおそれがある．例えば，自分自身について尋ねられた場合，自分を実質以上によく見せようとする，無意識のうちに社会的に望ましい回答を選択してしまう，どのような質問に対しても肯定的な回答をしてしまうなどのケースがある．さらに，ノンバーバル情報（例えば顔の表情や仕草，声のトーン，視線など）を収集できないというデメリットがある．

III 質問紙調査の種類

　質問紙調査は，回答者自身が調査票に回答を記入する「自記式調査」と，調査員が調査票に記載されている質問を読み上げ，被調査者の回答を調査票に記入する「他記式調査」の2つに分けられる．

1 郵送調査法

　自記式調査の一つであり，調査票を対象者に郵送し，記入後，調査票を郵便で返送してもらう調査方法である．調査員が不要であるため，全国規模の幅広い地域で，また少ないコストで調査が実施できる．無記名の調査票にすることで，プライベートな内容についても正直に回答してもらいやすいという長所がある．一方で，郵送調査法は回収率が低いという短所がある．また，対象者本人が調査票に記入したかどうか確認できないという欠点がある．回収率を高めるためには，難解な質問や曖昧な言葉は避け，わかりやすく回答しやすい調査票にすることや，質問項目を多すぎないようにすることが重要である．また，未返送者に対して督促はがきを送付したり，調査協力者に対して謝礼を送付するなど工夫が必要となる．

2 留置調査法（配票調査法）

　調査員が対象者の自宅を訪問して調査票を配布し，一定期間後に再び訪問し回答済みの調査票を回収する方法であり，自記式調査の一つである．5年ごとに実施されている国勢調査は留置調査法である．留置調査法は訪問時に調査の目的や内容を説明することができ，対象者に調査票を直接配布するため，回収率が高くなる．一方で，郵送調査法と同様に自記式であるため，対象者本人が調査票に記入したかどうか確認できないという欠点がある．調査員が自宅を訪問し調査票を配布するため，人件費などのコストが高くなる．

3 集合調査法

　対象者に集合してもらい，その場で調査票を配布し一斉に回答してもらう調査方法である．集合調査法は自記式調査の一つである．例えば，授業改善を目的として教室内で実施される授業評価アンケートや，セミナー開催後の満足度調査などが該当する．集合調査法はその場で配布・回答・回収が行われるため，一度に多くの対象者に対する調査が可能であり，また回収率が高く，低コストで効率的に実施することができる．一方で，集合調査のため，特定の集団しか調査が行えないという短所がある．また，対象者に対して交通費や日当などを支給すると，コストが高くなる．調査会場の雰囲気などが回答に影響する可能性がある．

④ 個別面接調査法

　調査員が対象者の自宅などを訪問し，調査票に従ってインタビュー形式で質問を行う．具体的には，調査員が調査票の質問を読み上げ，得られた回答を調査員が調査票に記入する．そのため，個別面接調査法は他記式調査の一つである．面接して調査を行うため，対象者本人であるかどうか，その場で確認できる．調査員が口頭で質問するため記入漏れが起こりにくく，その場で質問を受けられるため，比較的複雑な質問をすることも可能である．一方で，面接調査であるため，プライベートな質問について正直に回答してもらえない可能性がある．対象者が不在の場合，何度か訪問する必要がある．また，調査員が直接訪問するため調査員に対する研修が必要であり，大規模に調査を行う場合，調査員の人件費や旅費など多額の費用が必要となる．

⑤ 電話調査法

　調査員が対象者の自宅などに電話をかけ，調査票に従って口頭で質問を行い，得られた回答を調査員が調査票に記入する他記式調査である．電話で聞き取りを行うため短期間で調査を実施することができる．一方で，電話による調査であるため，複雑な質問や多くの質問をすることはできない．また個別面接調査法と同様に，プライベートな質問について正直に回答してもらえない可能性がある．電話調査法では，コンピュータが電話番号をランダムに生成・選定し，その番号に電話をかける RDD（random digit dialing）方式が多く採用されている．RDD 方式による電話調査法は，世論調査や選挙調査などで採用されている．

⑥ インターネット調査法

　インターネット回線を利用して Web 上で回答してもらう調査方法であり，自記式調査の一つである．インターネット調査法は，マーケティングなど商業目的で利用されてきたが，近年では，国や地方自治体，研究者も利用するようになっている．2015 年の国勢調査では紙媒体の調査票に加えて，インターネットでの回答が可能となった．

　インターネット調査法は短期間での実施が可能であり，調査員が必要ないため，人件費が削減できコストを抑えることができる．一方で，調査対象がインターネット利用者に限定されるため，代表性が担保されないという問題がある．こうした欠点を補うため，いくつかの調査手法を併用するミックスモード調査（混合調査）が行われるようになってきている．例えば，住民基

本台帳などの名簿からサンプルをランダムに抽出し，それらに対して紙媒体の調査票と web 上で回答するための情報（ID，パスワード）の両方を送付し，そのどちらかで回答してもらう方法があげられる．

IV 概念の操作化

気温，湿度，身長，体重，血圧，動脈血酸素飽和度などは，計測機器を用いて直接的に測定し，数値化することが可能である．一方で，学力，社会的地位，幸福感，不安，抑うつ，痛み，QOL，孤独感などの抽象的概念は，物理的実体のない構成概念であるため直接的に観測することができない．そのため，「量的データを用いて研究を行う際には，理論から導き出される抽象概念を数量的に測定可能な具体的事象に落とし込む『操作化（manipulation）』が不可欠」[2] である．

例えば，「体力」という構成概念を直接的に測定することはできないが，「背筋力」「握力」「反復横跳び」「長座体前屈」「50 m 走」などのテストを実施し，その測定結果（操作概念）によって間接的に体力を測定することは可能である．また，これらの測定結果を因子分析することで，「筋力」「柔軟性」「持久力」などの直接的に観察・測定できない潜在的因子を見いだせる可能性がある．

V 尺度の活用

1 尺度とは

幸福感や抑うつ，不安，痛みといった目に見えないもの（構成概念）を観測する場合，すでに開発されている尺度を用いて測定することが多い．「尺度とは『ものさし』のことであり，ある現象について測定するための『ものさし』をつくることを『尺度化（scaling）』とか『尺度構成』と呼ぶ」[3]．

例えば，在宅で高齢者を介護する家族介護者の介護負担について明らかにしようとする場合，介護負担は身体的負担だけでなく，精神的負担や経済的負担なども考えられるため，1 つの項目だけで直接測定することはできない．そのため，複数の項目により構成される測定尺度（スケール）を用いて，介

護負担という抽象的な概念を数量的に観測・測定する.

　最も頻繁に用いられている介護負担尺度の一つに Zarit らの介護負担尺度（ZBI）がある[4]. Zarit は介護負担を「親族を介護した結果，介護者の情緒的，身体的健康，社会生活および経済的状態に関して被った苦痛の程度」と定義し，22 項目から構成される ZBI を開発している[5]. わが国では，荒井らが ZBI の日本語版として，Zarit 介護負担尺度日本語版および短縮版を開発している[6-8].

　介護負担という構成概念を観測する際，新たに尺度を開発するという方法もあるが，自ら尺度を開発する場合は信頼性，妥当性を検証しなければならず，多くの時間とエネルギーが必要となる. また，石丸が指摘するように，少数回しか使われない尺度が多数氾濫すると先行研究との比較ができなくなってしまい，エビデンスの蓄積を阻害することになる[9]. 安易に尺度を開発すると，尺度の乱立が生じるおそれがあるため，開発しようとしている尺度が自身の研究において本当に必要なのかどうかを改めて考える必要がある. すでに信頼性・妥当性の高い尺度が存在する場合は，できる限りそれを使用した方がよいだろう.

② 尺度の例（バーンアウト尺度）

　バーンアウトとは，「対人サービス職特有に生じる心理的ストレスおよび反応にたいして名づけられた概念」[10] であり，教員や看護師，医師，介護福祉士，ソーシャルワーカーなど対人援助職においてバーンアウトが生じやすいことが，これまでの研究で明らかとなっている.

　バーンアウトは，「燃え尽き症候群」ともよばれる現象で，マスラック（Maslack）によれば，「長期間にわたり人を援助する過程で心的エネルギーが絶えず過度に要求された結果，極度の心身の疲労と感情の枯渇を主とする症候群であり，自己卑下，仕事嫌悪，関心や思いやりの喪失などを伴う症状」[11] と定義される.

　表 6-2 はバーンアウトを測定するための尺度であり，田尾らがマスラックとジャクソン（Maslach & Jackson）による尺度を翻訳し，わが国のヒューマン・サービスの現場に適合するように項目を削除，追加したものである[12]. バーンアウト尺度は 17 項目からなる尺度であり，回答は「いつもある」「しばしばある」「時々ある」「まれにある」「ない」の５段階評定となっている. このように各質問に対する肯定的反応や否定的反応を測定する尺度を，リッカート尺度という.

　選択肢が等間隔に並んでいると仮定し，「いつもある」5点，「しばしばある」4点，「時々ある」3点，「まれにある」2点，「ない」1点と点数化し，すべての項目得点を合計することで尺度得点（バーンアウト得点）とする．なお，項目2，4，9，13，15，17は逆転項目であるため，尺度得点を算出する際には得点を反転させる．この尺度は17項目で構成されているため，理論的な最低点は17点であり，理論的な最高点は85点である．得点が高くなるほどバーンアウトの程度が高いと判断される．

表6-2 バーンアウト尺度

あなたは最近6ヵ月くらいのあいだに，次のようなことをどの程度経験しましたか．右欄のあてはまると思う番号に○印をつけて下さい．

		いつもある	しばしばある	時々ある	まれにある	ない
1	「こんな仕事，もうやめたい」と思うことがある．	5	4	3	2	1
2	我を忘れるほど仕事に熱中することがある．	5	4	3	2	1
3	こまごまと気配りすることが面倒に感じることがある．	5	4	3	2	1
4	この仕事は私の性分に合っていると思うことがある．	5	4	3	2	1
5	同僚や患者の顔を見るのも嫌になることがある．	5	4	3	2	1
6	自分の仕事がつまらなく思えて仕方のないことがある．	5	4	3	2	1
7	1日の仕事が終わると「やっと終わった」と感じることがある．	5	4	3	2	1
8	出勤前，職場に出るのが嫌になって，家にいたいと思うことがある．	5	4	3	2	1
9	仕事を終えて，今日は気持ちのよい日だったと思うことがある．	5	4	3	2	1
10	同僚や患者と，何も話したくなくなることがある．	5	4	3	2	1
11	仕事の結果はどうでもよいと思うことがある．	5	4	3	2	1
12	仕事のために心にゆとりがなくなったと感じることがある．	5	4	3	2	1
13	今の仕事に，心から喜びを感じることがある．	5	4	3	2	1
14	今の仕事は，私にとってあまり意味がないと思うことがある．	5	4	3	2	1
15	仕事が楽しくて，知らないうちに時間がすぎることがある．	5	4	3	2	1
16	体も気持ちも疲れ果てたと思うことがある．	5	4	3	2	1
17	我ながら，仕事をうまくやり終えたと思うことがある．	5	4	3	2	1

（田尾雅夫ほか：バーンアウトの理論と実際─心理学的アプローチ，p.169，誠信書房，1996より転載）

③ 既存尺度を活用する際の注意点

　既存の尺度を活用する場合は，信頼性・妥当性が保証されているか確認する必要がある．また，尺度は適用対象が決まっている点にも注意する．例えば，海外で開発された尺度を翻訳してそのまま日本人に適用することは避けなければならない．日本人に適用可能であるか，尺度の日本語版を作成してその信頼性・妥当性を検証する必要がある．また，対象年齢にも配慮が必要であり，成人向けに開発された尺度を子どもに適用することはできない．

　既存尺度を自身の研究で使用する際は，勝手にワーディングを変えたり，質問項目の削除や追加をしたりしてはならない．回答者の負担を考えると質問項目を少しでも減らした方がよいが，尺度を勝手に改変してしまうと信頼性・妥当性が担保されなくなるため，改変は避けなければならない．回答者の負担を軽減するためには，項目数を減らした短縮版の尺度を活用するという方法もある．なお，既存尺度を使用する場合は必ず論文の中で引用元を明示するとともに，尺度の開発者や著作権者に対して使用申請を行い，許可を得たことを論文中に明記する必要がある．

VI 調査票の基本構成

① 調査票とは

　調査票は，「質問文などを順序よく体系的に並べた用紙，または小冊子」[13]であり，調査の種類や方法によって書式が異なる．調査票を作成する際は，調査の目的や分析の方法をあらかじめ明確にしておくことが重要である．また，調査票は測定機器に相当するものであり，調査票の完成度が低いと正確な情報を収集できない．そのため，質問項目や選択肢について十分時間をかけて検討し，完成度の高い調査票を作ることが重要となる．次に，調査票の形式と作成上の注意点について整理する．

② 表紙

　調査票の1枚目は表紙であり，一般的には1ページにまとめることが多い．表紙は「調査タイトル」「調査目的とお願い」「記入上のお願い」「調査主体・連絡先」などから構成される．「調査タイトル」は調査目的や内容を端的に示したもので，どのような調査なのか，何を目的とした調査なのかが

一目で簡単に理解できるタイトルにする必要がある.

「調査目的とお願い」では，調査の目的や趣旨，調査の重要性などについて，調査対象者が理解できるようにわかりやすく丁寧に記述する. また，調査の実施にあたり，大学などの公的機関の研究倫理審査委員会の審査を受け承認を得ていること，調査協力は自由意志に基づくものであること，統計的処理を行うため個人は特定されないこと，調査から得られた情報は本研究の目的以外に使用しないこと，データは厳重に保管し研究終了後は適切に破棄することなど，対象者に対する倫理的配慮についても記述する必要がある.

「調査主体・連絡先」では，調査の実施主体を記載するとともに，調査票の提出や調査内容に関して疑問などが生じた場合に調査者へ問い合わせが行えるように，調査者の電話番号やメールアドレスなどを記載する.

③ フェイスシート項目

フェイスシートとは，調査対象者の性別，年齢，学歴，職業，収入，家族構成，居住地，既往歴など個人の属性に関する調査項目の部分をいう. 企業などの集団に対する調査票では，業種や事業形態，従業員数，資本金額，営業年数など，その集団の基本属性に関する調査項目となる.

フェイスシートにはプライバシーにかかわる質問項目も含まれ，項目数が多いと負担が大きくなり記入を拒否される可能性もあるため，分析に必要な最低限の項目にとどめることが重要である. 近年では調査票の最後で質問する形式が一般的である.

④ 質問項目

質問文は誰にでも理解できるわかりやすい言葉で，簡潔に表現する必要がある. 質問は回答者にとって答えやすい簡単な質問から始め，複雑な質問へと展開する. 前半は調査に慣れていないため，最も重要な質問項目は質問紙の中ほどに配置するとよい. また，回答者がスムーズに回答できるように，関連する質問はできるだけまとめて並べた方がよい. 質問数が多すぎると途中で離脱してしまう可能性があるため，回答者の負担を考え適切な質問数にとどめることが重要である.

専門用語や業界用語など一部の人しか理解できない用語は，できるだけ使用しないようにする. どうしても専門用語を使う必要がある場合は回答者が理解できるように，あらかじめ用語の説明を加える必要がある.

VII 回答方法の種類

1 自由回答法と選択肢法

　質問紙調査の回答方法は自由回答法と選択肢法に分けることができる．自由回答法は，例文 1 のように選択肢を設けず，回答者に文章などによって自由に記述してもらう方法であり，フリーアンサー（FA）あるいは open-ended question とよぶ．自由回答法は回答内容が限定されないため，調査者側の想定していない回答が得られるという利点がある．一方で，自由回答法は「回答者の言語的表出能力や回答意欲に強く依存する」[14]．また，自由回答法により得た回答を集計するためには，テキストデータをコード化して集計できるように変換するアフターコーディングの作業が必要となるため，選択肢法と比べて定量化するのにコストや手間がかかる．

　近年では，テキストマイニングを用いて自由記述データを定量的に分析することが多くなってきている．テキストマイニングとは，自由記述の文章（テキストデータ）を単語や文節で区切り，出現頻度の高い単語やフレーズを抽出するとともに語句同士の関係性を分析する手法である．

例文 1　当病院を選ばれた理由について，自由にお書き下さい．
回答：（　　　　　　　　　　　　　　　　　　　　　　　　　　）

　例文 2 のように，調査者がいくつかの選択肢を用意し，回答者にその選択肢の中から選んでもらう方法を選択肢法という．選択肢法は回答者の負担が比較的少ない調査方法であるが，質問文と選択肢の完成度によって調査の成否が大きく左右される．

例文 2　当病院を選ばれた理由について，あてはまる番号にすべて〇をつけて下さい．
1. 自宅から近いため　2. 職場や学校から近いため
3. 家族や友人・知人から勧められたため
4. 医療設備が整っているから　5. 医師による紹介
6. 専門性の高い医療を提供しているため　7. 建物がきれいだから
8. その他（　　　　　　　　　　　　　　　　　　　　　　　　）

---

2 二項選択法と多項選択法

　「賛成」「反対」，「はい」「いいえ」など2つの選択肢からどちらか一方を選択する方法を二項選択法という（例文3）．3つ以上の選択肢の中から選択する方法を多項選択法という．また，複数の選択肢の中から1つだけを選んでもらう回答方法を単一回答法（single answer：SA）といい，選択肢の中からあてはまる選択肢を複数選んでもらう回答方法を複数回答法（multiple answer：MA）という（例文4）．選択できる選択肢の数を3つまで，あるいは4つまでと制限して選んでもらう方法を制限（限定）回答法（limited answer：LA）という．

　単一回答法の場合，選択肢が多すぎると回答率や回答の質が低下するおそれがあるため，選択肢の数は最大でも7個程度にとどめることが望ましい．一方で，選択肢が少なすぎると回答者が本来回答したいと思う項目を選択できなくなり，「その他」の回答が多くなってしまうため，できるだけ代表的な項目を網羅した適切な数の選択肢を用意することが重要である．

例文3　あなたは現在，かかりつけ医をおもちですか．

1．はい　　2．いいえ

例文4　あなたは日頃から自分の健康のためにどのようなことに取り組んでいますか．あてはまる番号にすべて〇をつけて下さい．

1．睡眠や休養を十分とるようにしている
2．運動を定期的に行っている
3．栄養バランスを考えた食事をとるようにしている
4．定期的に健康診断を受診している
5．塩分のとりすぎに注意している
6．禁煙に取り組んでいる
7．ストレスをためないようにしている
8．日常生活のなかで意識的に体を動かすようにしている
9．その他（　　　　　　　　　　　　　　　　　　　　　　　　）

3 段階評定法

　段階評定法はいくつかの段階を設定し，程度や頻度などを調べる調査方法であり，評定法あるいは評定尺度法ともよばれる．段階評定法は回答項目数が増える場合が多く，回答者の負担が重くなるため，項目数や設定段階数に配慮する必要がある．例文5のように選択肢の数が4つの場合を4件法とよぶ．段階を示す形容詞の表現には，「とても」「非常に」「いつも」「やや」「少し」「時々」「あまり」「ほとんど」「全く」などがある．

> 例文5　当病院を家族や知人に勧めたいと思いますか．
> 1. とてもそう思う　　2. ややそう思う　　3. あまりそう思わない
> 4. 全くそう思わない

　頻度について質問する場合は，回答者が答えやすいように具体的な頻度を示す必要がある．例えば，高齢者の外出頻度を調査する場合，「いつも外出している」「時々外出している」「あまり外出していない」「全く外出していない」というような抽象的な選択肢にすると，回答者が判断に迷うおそれがあり，また回答者の捉え方や解釈によって回答が異なってしまうことも予想される．そのため，「ほとんど毎日」「週に4～5日」「週に2～3日」「週に1日程度」「月に1日以下」というように具体的な頻度を示す必要がある．

　量についての質問も同様であり，選択肢に具体的な量を示した方が回答しやすくなる．例えば1日あたりの飲酒量について調査する場合，例文6のように具体的な目安を示すことが望ましい．

> 例文6　お酒を飲む日は1日あたり，どのくらいの量を飲みますか．清酒に換算し，あてはまる番号1つに〇をつけて下さい．
> 1. 1合（180ml）未満
> 2. 1合以上2合（360ml）未満
> 3. 2合以上3合（540ml）未満
> 4. 3合以上4合（720ml）未満
> 5. 4合以上5合（900ml）未満
> 6. 5合（900ml）以上

（厚生労働省：国民生活基礎調査，平成25年6月調査より引用）

4 SD法

SD（semantic differential）法は，「アメリカの心理学者のオズグッド（Osgood, C.）が概念（対象）の意味の測定のために開発した方法」[15] である．図6-1のように反対語の形容詞を対にした評価尺度を作成し，対象の印象を評価する．

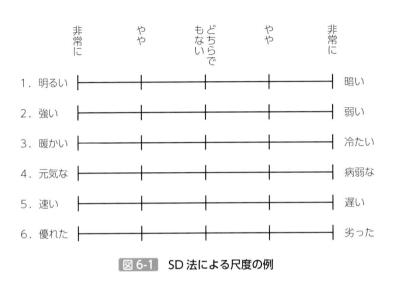

図 6-1 SD 法による尺度の例

ワーディングと質問紙作成上の留意点

　ワーディングとは,「質問紙調査を行う際に, 質問したいことを質問文や
選択肢にしていく作業, またはその『言い回し』のこと」を指す[16]. 質問
文や選択肢で使用する言葉や表現, 言い回しが回答結果に大きく影響するた
め, ワーディングには十分に注意を払う必要がある. 次に, ワーディングの
際の注意点について解説する.

1 難しい言葉, 専門用語

　調査票を作成するうえで最も重要なのは, 難しい言葉を避け, 誰にでも理
解できるわかりやすい言葉で表現することである. 日常的に使用しない用語
や, 一部の人しか理解できない専門用語, 業界用語を使用すると無回答が増
えてしまうため, できるだけ使用しないようにする. どうしても専門用語を
使う必要がある場合は, 回答者が理解できるように用語の説明を加える必要
がある.

2 ダブルバーレル

　ダブルバーレルとは「1つの質問文の中に2つ以上の論点が含まれている
質問のこと」[14]である. 例えば,「医師や看護師はわかりやすい言葉で説明
しましたか」という質問文にした場合, 看護師はわかりやすい言葉で説明し
てくれたが, 医師の説明がわかりにくかったとき, 回答者はどのように答え
てよいかわからず困惑してしまう. このような場合は「医師はわかりやすい
言葉で説明しましたか」と「看護師はわかりやすい言葉で説明しましたか」
の2つの質問に分割し, それぞれについて質問する必要がある.

3 曖昧な表現

　回答者によってさまざまな解釈が可能となる, 抽象的な表現や漠然とした
表現は避ける必要がある. 例えば「最近, 歯科を受診しましたか」という質
問文にした場合,「最近」という言葉が曖昧であるため, 回答者によって捉
え方が異なってしまう. このような場合は「この1年の間に歯科を受診し
ましたか」というように, 期間を限定した設問を作成する必要がある.

4 インパーソナル質問とパーソナル質問

　インパーソナル質問とは，「社会全体の目標としてワークライフバランス（仕事と生活の調和）を推進するべきだと思いますか」のように，世間一般について意見を問うものである．一方で，パーソナル質問とは，「あなたは，ワークライフバランス（仕事と生活の調和）がとれていると思いますか」というように，回答者自身に関する行動や意見，態度についての回答を求める質問を指す．質問文を作成する際はどちらについて質問したいのか，主体を明確にする必要がある．

5 キャリーオーバー効果

　「関連した調査項目をまとめると，それらの調査項目が調べようとしている内容を回答者が理解しやすくなり，非標本誤差を小さくすることができる」[17]．そのため，内容が関連する質問はなるべくまとめて配置することが望ましい．しかしながら，質問の順序が回答に影響を与える場合がある．「前の質問が後ろの質問に対する回答に影響を与えること」[18]をキャリーオーバー効果という．

　例えば，「人口減少や高齢化による問題を解決するためには，行政に頼るだけでなく地域住民が協力し，支えあうことが重要だと思いますか」という質問をした直後に，「今後，あなたは地域活動に参加したいと思いますか」という質問をすると，後の質問は前問の影響を受けて肯定的な回答が多くなる可能性がある．こうしたキャリーオーバーの影響を排除するためには，影響を与えそうな質問の間に関連のない質問を挟んだり，質問の順番を逆にするなどの対応が必要である．

引用文献

1) 成田健一：調査研究─質問紙調査法によるアプローチ．日本摂食嚥下リハビリテーション学会雑誌，6（2）：140-147，2002.
2) 杉本なおみ：医学界新聞 慰めの受け止め方に影響を与える要因．医学書院，2017.
   https://www.igaku-shoin.co.jp/paper/archive/y2017/PA03213_05（閲覧日：2023年7月）
3) 髙木廣文：「概念」の数量化─尺度開発の基本的な考え方．看護研究，44（4）：399-406，2011.
4) Zarit SH, et al：Relatives of the impaired elderly: Correlates of feelings of burden. Gerontologist, 20（6）：649-655，1980.
5) 長寿科学振興財団：介護負担とは．健康長寿ネット．https://www.tyojyu.or.jp/net/kaigo-seido/kaigo-hoken/kaigo-futan.html（閲覧日：2023年7月）
6) Arai Y, et al：Reliability and validity of the Japanese version of the Zarit Caregiver Burden Interview. Psychiatry Clin Neurosci, 51（5）：281-287, 1997.
7) 荒井由美子ほか：Zarit 介護負担尺度日本語版の短縮版（J-ZBI_8）の作成：その信頼性と妥当性に関する検討．日本老年医学会雑誌，40（5）：497-503，2003.
8) 荒井由美子：Zarit 介護負担尺度日本語版／短縮版 使用手引，三京房，2018.
9) 石丸径一郎：調査研究の方法，p.150，新曜社，2011.
10) 石橋潔：バーンアウト再考：表情共振論による仮説．久留米大学文学部紀要 情報社会学科編，7：65-75, 2012.
11) 小堀彩子：対人援助職のバーンアウトと情緒的負担感．東京大学大学院教育学研究科紀要，45：133-142, 2006.
12) 田尾雅夫ほか：バーンアウトの理論と実際─心理学的アプローチ─，p.130，誠信書房，1996.
13) 総務省統計局：なるほど統計学園．https://www.stat.go.jp/naruhodo/（閲覧日：2023年7月）
14) 田名場忍：研究タイプによる質問紙調査の質問項目作成について．弘前大学教育学部附属教育実践総合センター研究員紀要，5：143-148，2007.
15) 市原茂：セマンティック・ディファレンシャル法（SD法）の可能性と今後の課題．人間工学，45（5）：263-269，2009.
16) 社会調査協会：社会調査の基礎知識．JASR online．https://jasr.or.jp/online/glossary.html（閲覧日：2023年7月）
17) 土屋隆裕：社会教育調査ハンドブック，p.87，文憲堂，2005.
18) 篠原清夫ほか 編：社会調査の基礎，p.119，弘文堂，2010.

参考文献

・Osgood CE, et al：The measurement of meaning, University of Illinois Press, 1957.

07 / データ収集

I / 全数調査と標本調査

　日本に住む 50 歳男性の外食の頻度を調べたい場合，全員について調査し集計すれば正確な結果が得られる．このように，調査対象となる母集団をすべて調べることを全数調査（悉皆調査）という．全数調査の代表的なものとして国勢調査があげられる．全数調査は正確な結果が得られやすいが，莫大な時間とコストがかかるというデメリットがある．そのため，対象集団（母集団）の中から一部を標本として抽出し，標本における調査結果から母集団の性質を推定する標本調査がよく用いられる．

　標本調査は全数調査と比べて，時間やコストをかけずに母集団の性質を推定できるという長所があるが，一方で，一部の標本を抽出して調査を行うため標本誤差が生じてしまうという短所がある．標本誤差を少なくするためには，可能な限り標本数（サンプル数）を大きくすることが重要である．

II / 標本抽出（サンプリング）とは

　ある湖の魚を調査する場合，湖のすべての魚（母集団）を調査することは不可能であるため，図 7-1 のように湖の魚の一部を抽出し，抽出した標本の情報を用いて湖のすべての魚（母集団）の情報を推測する．量的研究においては，費用的問題や時間的制約から母集団のすべてを調査することが難しい場合が多く，母集団の一部分を抽出して調査し，母集団の性質を統計学的に推定する方法（標本調査）がよく用いられる．母集団の中から一部を標本として取り出すことを標本抽出（サンプリング）という．

　対象集団（母集団）から標本抽出をする際に重要なのは，標本の偏りを小さくし，母集団全体を代表するような標本（サンプル）を抽出することである．標本の代表性を高めるためには，調査企画者や調査実施者の主観や恣意性が介入しないように，無作為な標本抽出が必要となる（例えば，性別や年齢，職業，地域などが偏らないようにする）．

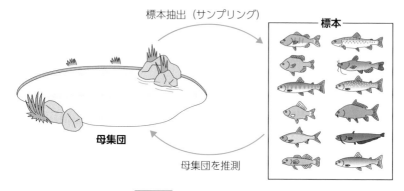

標本抽出（サンプリング）

標本

母集団

母集団を推測

図 7-1 母集団と標本の関係

III 無作為抽出法の種類

1 単純無作為抽出法

　母集団の中の各個体すべてに通し番号をつけ，コンピュータなどで必要な標本の数だけ乱数を発生させ，番号が一致したものを標本とする方法である．Excel で乱数を発生させる場合は RAND 関数を用いる．単純無作為抽出法は母集団がそれほど大きくない場合は問題ないが，母集団が大規模であると名簿の作成が難しくなり，この方法で無作為抽出を行うことが困難となる．

2 系統抽出法

　単純無作為抽出法と同様に母集団の中の各個体すべてに通し番号をつけ，最初の標本のみ乱数表などで選び，その後は一定の間隔で標本を抽出していく方法である．

3 二段抽出法

　二段抽出法は「母集団から最初に第 1 次抽出単位を抽出し，さらにその中から，第 2 抽出単位を抽出する方法」[1] である．例えば，A 県に居住する人を標本抽出する場合，第 1 段階として A 県の中から 20 市町村を無作為に抽出し，次に，第 1 段階で抽出された 20 市町村の中からそれぞれ 100 人を無作為に抽出する．

④ 層化抽出法

層別抽出法ともよばれ，母集団を属性（年代別，性別，職業別，都市規模別など）によってできるだけ同質な層（部分母集団）に分け，各層（各部分母集団）から無作為に標本を抽出する方法である．一般には，各層の大きさに比例させて標本数を割り当てる比例割当法が用いられる．

IV / サンプルサイズ

サンプルサイズ（標本数）は大きければ大きいほど，母集団の推定値が正確になるが，そのぶん，コスト（費用や時間など）がかかる．コストに制約がある場合，サンプルサイズは，研究の質を担保するために最低限必要な数を確保する．必要なサンプルサイズは統計ソフトなどを使用して算出できる．サンプルサイズが決まれば，それを実現するための費用や時間などがわかるので，その研究が実現可能かどうか判断できる．なお，研究計画書にはこれらの情報（サンプルサイズ，費用，時間など）を記入することが望ましい．

column 05 / サンプルサイズの算出方法

サンプルサイズを計算するには，3つの項目（検出力，有意水準，効果量）を設定する必要がある．検出力とは「有意差があるとき，正しくそれを検出できる確率」であり，有意水準とは「有意差の有無を判断する基準となる確率」であり，効果量とは「サンプルサイズに左右されない効果の大きさ」である．

例えば，2種類の電池 A，B の平均寿命に差があるかどうか，それぞれ同数の電池を集めて調査し，結果を t 検定で比較するとしよう．一般的な基準として，検出力 80％，有意水準 5％，効果量 0.5 という数値を G*Power[注] に入力すると，各サンプルサイズは 64 と出力される．これは，0.5 の効果量が予想される場合，80％の検出力，5％の有意水準を得るには，A，B それぞれ 64 個以上のサンプルが必要となることを表している．

研究論文を書く場合これ以上分析する必要はないが，ここでは各項目とサンプルサイズの関係をみるために，少し数値をいじってみよう．例えば検出力は大きいほどよいから 90％，99％，99.9％と

増やしてみると，サンプルサイズは 86，148，206 と増加してい
く．また，検出力を 80% に戻し，有意水準を 1%，0.1%，0.01%
と減らしてみると，サンプルサイズは 96，140，183 と増えてい
く．大雑把にいえば検出力は「検定が正しい確率」，有意水準は「検
定が誤っている確率」なので，これらの結果は，検定が正しくなる
ようにしたり誤りを減らしたりするには，サンプルサイズを増やす
必要があることを示している．

　一方，「目標の数値」である検出力，有意水準とは違い，効果量
は「サンプルサイズに左右されない効果の大きさ」，つまり「実際
の両電池の平均寿命の差」である．しかし，それは未知なので，通
常は「中程度の差」があると仮定し，それに対応する値 0.5（t 検
定の場合）を用いる．さて，検出力，有意水準をそれぞれ 80%，
5% と元に戻し，効果量だけを 0.1，0.01，0.001 と小さくしてみ
よう．するとサンプルサイズは 1,571，156,979，15,697,723 と
増加していく．これは，実際の差が小さければ小さいほど，それを
検出するにはより多くの標本が必要なことを示している．

注）G*Power は検出力分析用のフリーソフト．主要な検定（t 検定，F 検定，χ^2 検定
など）について，サンプルサイズのほか，検出力や有意水準，効果量が計算できる．

引用文献 ——————————————————————————————
1）　宮本和彦ほか 編：社会調査の基礎．第 4 版．p.59．弘文堂．2019．

データの基礎集計

I　エディティング

　調査票を回収後，Excel や IBM SPSS® Statistics などの統計解析ソフトにデータを入力し分析作業を行うが，その前に調査票の記入内容を点検し，記入漏れや誤記，矛盾する回答などがないか確認する必要がある．こうした調査票の点検・修正作業をエディティングという．

　調査票がすべて白紙であったり，フェイスシート以外に回答がほとんどないなど，記入漏れが非常に多い調査票は無効票として処理する．ほとんどの質問で「1」を選ぶなど，明らかに信頼性が低い調査票も無効票とする．

　回答すべき質問に回答していない場合や，どの番号に○をつけたのか判読できない場合は無回答（no answer：NA）として処理し，調査票に「NA」と朱書きする．また，選択肢の中から 1 つだけ選ぶ単一回答法において複数選んでいる場合も無回答として処理し，同様に「NA」と朱書きする．判読できない調査票で再調査が可能である場合は，再度，調査の依頼を行う．

　枝分かれ質問（sub question）で，条件に該当しないのに回答している場合（例えば，前の質問で「はい」と答えた人のみ次の質問を回答することになっているが，「いいえ」と答えた人も次の質問を回答しているケース）は非該当として処理する．非該当項目については調査票に「×」や「非」などを朱書きし，後でわかるようにしておく．

II　コーディング

　調査票上に記された回答をコンピュータで分析するには，回答（回答カテゴリ）をコンピュータで扱いやすいコードに置き換える作業が必要である．この作業をコーディングという[1]．

　複数の選択肢の中から 1 つだけを選んでもらう単一回答法においては，選択肢の番号をそのまま入力するようにコード化する．例えば，性別を尋ね，「1．男性　2．女性」のどちらかを選択してもらう場合，「男性＝1」「女性

＝ 2」とする．複数回答で「あてはまるものすべて」選択する回答形式においては，選択肢の数だけ変数を用意する必要がある．例えば，「当院を知ったきっかけについて，あてはまるものにすべて〇をつけて下さい」という質問に対して，選択肢が「1．以前から通院していた」〜「7．その他」まであれば，7つの変数が必要となる．それぞれの変数について，〇がついている場合は「1」，〇がついていない場合は「0」を付与する．

　自由回答欄に記入された回答はいくつかのカテゴリに分類し，数値を割り当ててコード化する．これをアフターコーディングとよび，コード化によって定性的なテキストデータを定量化することができる．

　無回答や非該当についても特定のコードを付与する．無回答と非該当を区別するため，それぞれ異なる値にする必要がある．無回答を「9」や「99」，非該当を「8」や「88」とするなど，選択肢にない番号を付与する．各項目についてコードが確定したら，コード表（表 8-1）を作成しコーディングのルールをまとめる．

表 8-1 コード表の例

質問項目	変数名	コード
ID 番号	ID	値のまま入力
F1　性別	F1	男性＝ 1, 女性＝ 2　無回答＝ 9
F2　年齢	F2	19 歳以下＝ 1, 20〜29 歳＝ 2, 30〜39 歳＝ 3, 40〜49 歳＝ 4, 50〜59 歳＝ 5, 60〜69 歳＝ 6, 70〜79 歳＝ 7, 80 歳以上＝ 8　無回答＝ 99
問 1　受診回数	Q1	初めて＝ 1, 2 回目＝ 2, 3 回目以上＝ 3 無回答＝ 9
問 2　認知経路（複数回答） （1）以前から通院していた （2）家族からの紹介 （3）知人からの紹介 （4）他医療機関からの紹介 （5）ホームページ （6）看板 （7）その他	Q2_1 Q2_2 Q2_3 Q2_4 Q2_5 Q2_6 Q2_7	選択＝ 1, 非選択＝ 0 無回答（ひとつも〇がついていない場合）＝すべて 9

III データの入力とデータクリーニング

１ ナンバリングとデータ入力

データ入力を行う前に，回収した調査票の表紙に通し番号（ID 番号）をつける．ID 番号をつけることで調査対象を識別することが可能となる．データ入力後に入力ミスが判明した場合は，ID 番号に基づいて調査票を確認しデータファイルの修正を行う．

Excel などの表計算ソフトを使用してデータ入力を行う場合，１行目に変数名を入力する（図 8-1）．１列目にはナンバリングした ID 番号を入力する．その後，横方向にデータを入力し，１行に１ケース分のデータを入力する．テキストデータ（漢字やひらがな）以外は半角数字で入力する．

データを入力する際は，前述したコード表に則って入力作業を行う．例えば，単一回答は選択された番号をそのまま入力する．複数回答についてはそれぞれの選択肢について，〇がついている場合は「1」，〇がついていない場合は「0」と入力する．

慎重に入力しても入力ミスが発生する場合がある．入力ミスを防ぐためには，表計算ソフトの「データの入力規則」の機能を使用し，あらかじめセルに入力できるデータの値を制限しておく方法がある．また，同じ調査票を２人がそれぞれデータ入力し，入力したものを突合させて間違いがないか確認する方法がある．こうした方法により入力ミスをほぼ回避することができる．

２ データクリーニング

データクリーニングとは，「分析に移る前の最終段階として，データファイル上に誤り（エラー）がないかどうかを確認し，エラーがみつかった場合は必要な修正を施す作業，データ上のゴミを取り除く作業のこと」[2]である．

エディティングやコーディング，データ入力の作業を慎重かつ念入りに

	A	B	C	D	E	F
1	ID	F1	F2	Q1	Q2_1	Q2_2
2	1	1	4	2	1	0
3	2	2	2	1	0	1
4	3	1	7	3	1	1
5	4	1	3	1	0	1

図 8-1 Excel の入力例

行ったとしても，各段階において誤りが修正されずにエラーが残ってしまう可能性がある．例えば，選択肢が1〜4しかないにもかかわらず「5」と入力されている場合や，本来50kgとすべきところが500kgになっているなど，あり得ないデータが含まれてしまう場合などがある．

　そのため，すべての変数について度数分布表や記述統計の結果を出力し，不適切な値がないかチェックする必要がある．不適切な値が明らかとなった場合はID番号に基づいて調査票の原本を確認し，入力ミスによるものであればデータファイルを修正する．枝分かれ質問では条件に該当しないのに回答している場合がないか，クロス集計を行うなどして，ロジカルチェックを行う必要がある．

IV　データの種類

　データの種類は変数の性質に応じて，「名義尺度」「順序尺度」「間隔尺度」「比例尺度」の4つに分類することができる（図8-2）．

1 名義尺度

　名義尺度は，データを区別し分類するために数値を割り当てたものであり，例えば性別や血液型，学籍番号，郵便番号，診療科（内科，小児科，皮膚科，外科，眼科など）が該当する．コーディングを行う際に「男性＝1」「女性＝2」などと数値を割り当てるが，これは性別を区別するために数値を使用しているだけで，この数値に大小関係や順序関係といった意味はない．

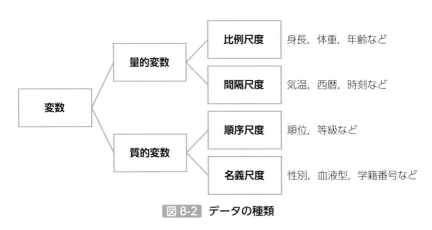

図8-2　データの種類

② 順序尺度

　順序尺度は，大小関係や順序には意味があるが間隔には意味がない．例えば，100 m 走の順位が「1 位」10 秒 32，「2 位」11 秒 89，「3 位」12 秒 78 であった場合，「1 位」が「2 位」より走るスピードが速く，「2 位」が「3 位」より走るスピードが速いことは確かであるが，「1 位」「2 位」「3 位」のタイムの差は等しくない．

　表 8-2 は認知症高齢者の日常生活自立度判定基準であり，ランク I → II → III → IV → M の順に自立度が低くなり，手厚い介護が必要となる．この日常生活自立度は数字が大きくなるほど自立度が低くなるため，順序には意味があるが，各レベルの間隔は等間隔ではないため，間隔尺度ではなく順序尺度であるといえる．このように，順序尺度は値の間隔が等しくないため，四則演算（足し算，引き算，掛け算，割り算）を行うことはできない．

　質問紙を用いた研究では，順序尺度のデータを間隔尺度とみなして分析を行うことがある．例えば，例文 1 はリッカート尺度を用いたものであるが，質問に対し「とてもそう思う」「ややそう思う」「どちらともいえない」「あまりそう思わない」「まったくそう思わない」の 5 段階で評価し，「とてもそう思う」5 点，「ややそう思う」4 点，「どちらともいえない」3 点，「あまりそう思わない」2 点，「まったくそう思わない」1 点と，等間隔の点数を与え，間隔尺度のデータとみなして分析を行う．この場合は，間隔尺度として扱うため平均値や標準偏差を算出できる．

例文 1　上司は私に対して的確な指導やアドバイスをしてくれる．
1. とてもそう思う　　2. ややそう思う　　3. どちらともいえない
4. あまりそう思わない　　5. まったくそう思わない

---

③ 間隔尺度

　間隔尺度には等間隔性があり，大小関係だけでなく数値の差にも意味がある尺度である．そのため，値の加算，減算が可能である．間隔尺度の例としては，気温（摂氏・華氏）や西暦，時刻，知能指数，立位体前屈の測定値などがあげられる．間隔尺度は絶対原点 0（ゼロ）がなく，0 はあくまで相対的な意味しかもたない．例えば，摂氏 0°C は水が凍る温度として恣意的にそう決めただけであり，華氏では 32°F に該当する（華氏もまた間隔尺度であり，華氏 0°F は摂氏 −17.8°C に該当する）．

表 8-2 認知症高齢者の日常生活自立度判定基準

ランク		判断基準	みられる症状・行動の例
Ⅰ		何らかの認知症を有するが，日常生活は家庭内および社会的にほぼ自立している	
Ⅱ		日常生活に支障を来すような症状・行動や意思疎通の困難さが多少みられても，誰かが注意していれば自立できる	
	Ⅱa	家庭外で上記Ⅱの状態がみられる	たびたび道に迷うとか，買物や事務，金銭管理などそれまでできたことにミスが目立つなど
	Ⅱb	家庭内で上記Ⅱの状態がみられる	服薬管理ができない，電話の応対や訪問者との対応など一人で留守番ができないなど
Ⅲ		日常生活に支障を来すような症状・行動や意思疎通の困難さがみられ，介護を必要とする	
	Ⅲa	日中を中心として上記Ⅲの状態がみられる	着替え，食事，排便，排尿が上手にできない，時間がかかる．やたらに物を口に入れる，物を拾い集める，徘徊，失禁，大声・奇声をあげる，火の不始末，不潔行為，性的異常行為など
	Ⅲb	夜間を中心として上記Ⅲの状態がみられる	ランクⅢaに同じ
Ⅳ		日常生活に支障を来すような症状・行動や意思疎通の困難さが頻繁にみられ，常に介護を必要とする	ランクⅢに同じ
M		著しい精神症状や問題行動あるいは重篤な身体疾患がみられ，専門医療を必要とする	せん妄，妄想，興奮，自傷・他害などの精神症状や精神症状に起因する問題行動が継続する状態など

（厚生労働省：「認知症高齢者の日常生活自立度判定基準」の活用について. https://www.mhlw.go.jp/stf/shingi/2r9852000001hi4o-att/2r9852000001hi8n.pdf（閲覧日：2023年7月）より引用，一部改変）

[4] 比例尺度

比例尺度は大小関係や間隔だけでなく，比率にも意味があり，絶対原点0（ゼロ）がある尺度である．比例尺度は0が定まっているため，例えば卵の重さが「0g」の場合，卵は存在しないことになる．比例尺度の例としては，身長や体重，握力，血圧，年齢，売上高などがある．比例尺度は四則演算が可能である．

V 量的データの分布の記述（記述統計）

[1] 度数分布

度数分布とは，データの分布を見るために，データを階級に分けて整理したものであり，階級に含まれるデータの個数を度数（frequency）ということからこのような名前がついている[3]．度数分布を表にまとめたものが度数分布表である．度数分布表の作成により，データの分布や特徴を視覚的に確認することができる．

表8-3 は大学生100人の期末試験（100点満点）の結果である．このように数値を階級（class interval）に分け，その階級ごとに度数や相対度数，累積相対度数を示し度数分布表を作成する．度数分布表において，各階級の中央の値を階級値（midpoint）という．

[2] ヒストグラム

度数分布表をグラフ化したものがヒストグラムである（図8-3）．横軸に階級，縦軸にその階級に含まれる度数（データ数）をとる．ヒストグラムは連続型分布のグラフであるため，各階級の間に隙間を空けてはいけない．ヒストグラムの各棒グラフ上部の中点を結んだものが度数折れ線である．サンプル数が多い場合，階級幅を小さくしていくと，度数折れ線は図のような曲線に近づいていく．これを度数分布曲線といい，この曲線を作成することで分布の中心やばらつきの程度だけでなく，分布の形状が左右対称であるのか，単峰型なのか，外れ値があるのかなど，分布の特徴が確認できる．

表 8-3 度数分布表の例

階級	階級値〔(階級の最大値 ＋階級の最小値) ÷ 2〕	度数	相対度数	累積相対度数
5 以上 15 未満	10	1	1%	1%
15 以上 25 未満	20	4	4%	5%
25 以上 35 未満	30	11	11%	16%
35 以上 45 未満	40	21	21%	37%
45 以上 55 未満	50	26	26%	63%
55 以上 65 未満	60	21	21%	84%
65 以上 75 未満	70	11	11%	95%
75 以上 85 未満	80	4	4%	99%
85 以上 95 未満	90	1	1%	100%
計	―	100	100%	―

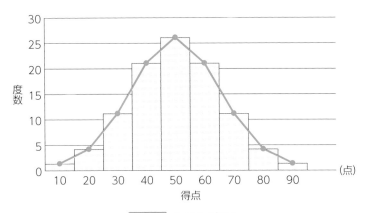

図 8-3 ヒストグラム

③ 代表的なヒストグラムの形状とデータ分析を行う際の注意点

　データ分析を行う際は，すぐに平均値や標準偏差などの代表値を計算して
はいけない．まず各変数について度数分布表やヒストグラムを作成し，デー
タのばらつき，つまり分布の形状を視覚的に確認する．なぜならば，一般に
平均値が代表値として使用されるが，分布の形状が左右対称ではなく左右に
歪んでいる場合や外れ値がある場合，平均値は集団を代表する値として適切
ではなく，中央値を代表値とする必要があるためである（図 8-4 **b**〜**d**）．

　多峰型（山が２つ以上ある）の場合は，平均値だけでなく中央値も代表的な値といえない場合がある．また，chapter 10 の「統計的検定」において詳しく説明するが，データが正規分布でない場合はノンパラメトリック手法を適用する必要があるなど，分布の形状によって適用する統計手法が異なるため，データ分析を行う前に分布の形状を確認することが重要である．

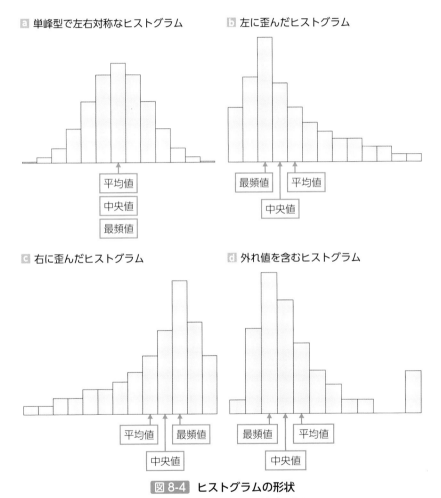

図8-4 ヒストグラムの形状

ⓐ 単峰型で左右対称な分布の場合，平均値，中央値，最頻値が一致する
ⓑ 峰が左に寄り右に裾が長い分布の場合，平均値，中央値，最頻値は一致せず，代表値の位置関係は，最頻値＜中央値＜平均値となる
ⓒ 峰が右に寄り左に裾が長い分布の場合，平均値，中央値，最頻値は一致せず，代表値の位置関係は，平均値＜中央値＜最頻値となる

質的データの分布の記述（記述統計）

　質的データの分布を記述する場合，一般に度数分布表を作成する．表 8-4 は現在の住まいの形態（住居種類）を度数分布表で示したものである．この変数は名義尺度であり，カテゴリごとに度数，累積度数，相対度数，累積相対度数を記述する．図 8-5 は住居種類の構成比率を円グラフで表したものである．グラフタイトルの「n」は設問に対する回答者数を表している．

表 8-4 度数分布表の例（質的データの場合）

	度数	累積度数	相対度数	累積相対度数
持家（一戸建て）	121	121	62.1%	62.1%
持家（集合住宅）	32	153	16.4%	78.5%
賃貸住宅（戸建）	5	158	2.6%	81.0%
賃貸住宅（集合住宅）	36	194	18.5%	99.5%
その他	1	195	0.5%	100.0%
計	195	―	100%	―

注）上記のデータは架空のものである

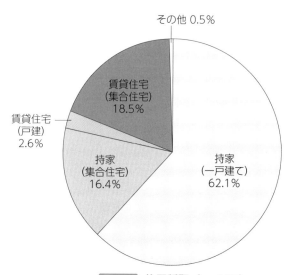

図 8-5 住居種類（n=195）

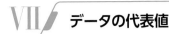 データの代表値

度数分布表はデータの特徴をつかむのに有効だが，煩瑣な分布表ではなく，1つの数値で特徴を表現したい場合もある．この数値を「代表値」という．代表値にはさまざまなものがあるが，データの「中心の位置を示すもの」と「ばらつきを示すもの」に大きく分けられる．前者には平均値，中央値，最頻値，後者には分散，標準偏差が含まれる．

1 平均値

データの「中心」にはさまざまな捉え方があるが，「算術平均」と捉えたのが平均値（Mean：M）である．すなわち，平均値 $\overline{x}$ とは「データの度数分布の算術平均的な中心がどこにあるのか」を示す指標であり，n をデータ数（＝ケース数），x_i を i 番目のデータ値（＝ i 番目のケースのデータ値）とすれば，次のように示される．

$$\overline{x} = \frac{1}{n}\sum_{i=1}^{n} x_i$$

算術平均とは「すべてのデータ値の合計をデータ数で割ったもの」なので，平均値は「データ1個当たりに均したデータ値」ということもできる．

例えば，ある湖で獲れた魚の体長（cm）が表 8-5 で与えられている場合，平均値は7である．これは，魚の体長は1匹当たりに均すと7 cm であることを意味している．

$$\overline{x} = \frac{1}{8}(9+7+8+6+5+11+6+4) = \frac{56}{8} = 7$$

表 8-5 算術平均の例

ケース番号	1	2	3	4	5	6	7	8	計
長さ（cm）	9	7	8	6	5	11	6	4	56

② 中央値

　データを小さい値から順に並べた際に，ちょうど中央に位置する値のことを中央値（Median：*Med*）という．データ数が奇数個の場合は真ん中の値をとるが，データ数が偶数個の場合は中央の2つのデータの平均をとる．例えば，図8-6のように「1，3，8，15，65」とデータが奇数個の場合，真ん中にあたる「8」が中央値となり，「3，8，15，65」と偶数個の場合は，中央の2つのデータの平均であるため11.5が中央値となる．

③ 標準偏差

　標準偏差（Standard Deviation：*SD*）および分散は，データの「ばらつき」を示す指標である．「ばらつき」とは「データ1個当たりに均した，各データの平均値からの隔たり」であり，平均値から大きく離れているデータが多いほど（分布曲線がなだらかなほど），「ばらつき」は大きくなる（図8-7）．

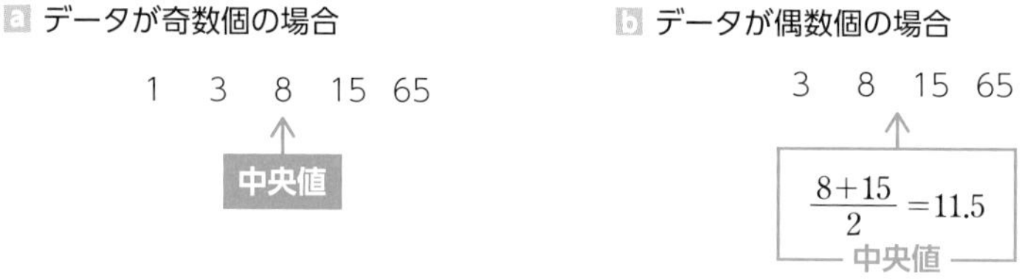

ⓐ データが奇数個の場合

1　3　8　15　65
↑
中央値

ⓑ データが偶数個の場合

3　8　15　65
↑
$$\frac{8+15}{2}=11.5$$
— 中央値 —

図8-6 中央値の例

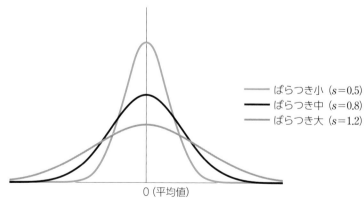

—— ばらつき小（$s=0.5$）
—— ばらつき中（$s=0.8$）
—— ばらつき大（$s=1.2$）

0（平均値）

図8-7 ばらつきの大きさと確率分布曲線の形

s：標準偏差

表 8-6 標準偏差の例

ケース番号	長さ（cm）	偏差	（偏差）^{2}
1	6	1	1
2	4	−1	1
3	3	−2	4
4	7	2	4
5	9	4	16
6	1	−4	16
計	30	0	42
平均	5	分散	7

　この「ばらつき」を求めるには，平均値のように全データの「隔たり」の合計をデータ数で割ればよい．しかし「隔たり」を単純に「偏差」$(x_i - \overline{x})$ と捉えて足し合わせると 0 になってしまうため，偏差を二乗した $(x_i - \overline{x})^2$ について合計する必要があり，これが分散 s^2 である．

$$s^2 = \frac{1}{n}\sum_{i=1}^{n}(x_i - \overline{x})^2$$

　しかし二乗したために，分散は元の値 x_i とは単位が異なってしまう（例えば x_i の単位が cm なら，s^2 は cm^2）．これを解消するために，分散の平方根をとって単位を揃えた「標準偏差 s」がよく使われる．

$$s = \sqrt{\frac{1}{n}\sum_{i=1}^{n}(x_i - \overline{x})^2}$$

　例えば，表 8-6 の魚の体長データの標準偏差を求めてみよう．平均値は

$$\overline{x} = \frac{1}{6}(6+4+3+7+9+1) = \frac{30}{6} = 5$$

だから，分散 s^2 は

$$s^2 = \frac{1}{6}\{(6-5)^2 + (4-5)^2 + (3-5)^2 + (7-5)^2 + (9-5)^2 + (1-5)^2\}$$

$$= \frac{1}{6}(1+1+4+4+16+16) = \frac{42}{6} = 7$$

となる．この平方根をとれば，標準偏差 s が求まる．

$$s = \sqrt{7} \fallingdotseq 2.65$$

4 最頻値

　最頻値（Mode：*Mo*）はデータのなかで最も頻度が高い値，つまり一番多く現れた値のことである．最頻値は 1 つだけでなく複数存在することがある．

5 範囲

　範囲（Range：*R*）とは，データの最大値と最小値の差を指す．範囲はデータの散らばりの度合いを表すものである．ただ外れ値に左右されやすいので，次の四分位範囲を使うことも多い．

6 四分位範囲

　データを小さい値から順番に並べたとき，データの 25％目の値を第 1 四分位数（Q1），50％目の値（中央値）を第 2 四分位数（Q2），75％目の値を第 3 四分位数（Q3）という．四分位範囲（Inter Quartile Range：*IQR*）とは，第 3 四分位数から第 1 四分位数を引いた値であり，その範囲にデータの 50％が含まれ，代表値を中央値としたときのデータの散らばり具合を表す値として用いられる（図 8-8）．データが中央値の周りに集まっていると，四分位範囲は小さくなる．外れ値（極端に大きな値や極端に小さな値）は第 1 四分位数（Q1）から第 3 四分位数（Q3）までの区間から外れるため，それらの影響を受けにくい．

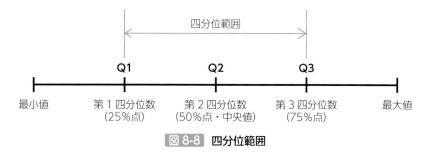

図 8-8 四分位範囲

7 箱ひげ図

　箱ひげ図は，最小値，第１四分位数（Q1），第２四分位数（Q2），第３四分位数（Q3），最大値の値を表した統計図であり，データのばらつき具合を視覚的に確認することができる（図8-9）．ほかのデータと比べて極端に大きい（または極端に小さい）値を外れ値という．

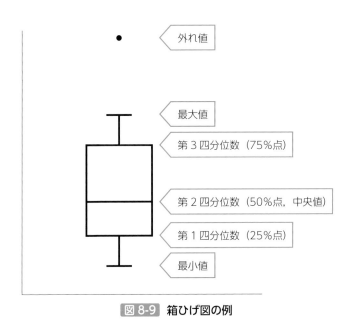

図 8-9　箱ひげ図の例

引用文献

1) 一般社団法人社会調査協会 編：社会調査事典，p.186，丸善出版，2014.
2) 一般社団法人社会調査協会 編：社会調査事典，p.190，丸善出版，2014.
3) 岩﨑学ほか：実用 統計用語事典，p.195，オーム社，2004.

chapter
09

確率分布と推定

I　確率分布

　確率分布とは，データ値 x_i と，x_i が実現する確率 $P(x_i)$ の関係を表わしたものである．例えば図 9-1 は，横軸をサイコロの目の値 x_i，縦軸をその目が出る確率 $P(x_i)$ とした確率分布である．これを見れば，各目が出る確率が 1/6 だということがわかる（$P(1)=P(2)=\cdots=P(6)=1/6$）．

　また，ある湖で獲れる魚の体長 x の確率分布も同様に図示できる（図 9-2）．しかし，離散データ（隣の値との間に幅があり，飛び飛びに変化するデータ）であるサイコロの目と違い，魚の体長は連続データ（隣の値との

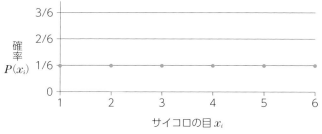

図 9-1　**サイコロの目の確率分布**

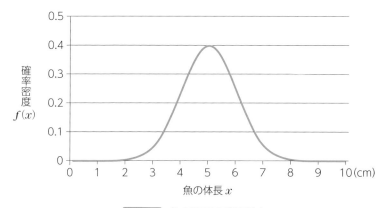

図 9-2　**魚の体長の確率分布**

間に幅がなく，連続的に変化するデータ）であるため，グラフも連続的である．なお，「x の確率分布が D である」ことを「x は D に従う」と表す．

　連続データにおいては，ある点 a の確率 $P(a)$ を考えてもあまり意味がない．例えば魚の体長がピッタリ 5 cm であることは，現実にはあり得ないからである．代わりに「x が a から b の間にある確率 $P(a \leq x \leq b)$」という「範囲の確率」を考えるのが一般的であり，この確率を与えるのが確率密度 $f(x)$ である．具体的には，$P(a \leq x \leq b)$ は曲線 $y=f(x)$ と横軸 $y=0$ に挟まれた面積のうち a から b までの範囲であり，$f(x)$ を a から b まで積分することで求まる（式1）．

$$P(a \leq x \leq b) = \int_a^b f(x)\,dx \qquad \boxed{\text{式 1}}$$

　例えば，魚の体長が 5 cm から 6 cm の間にある確率 $P(5 \leq x \leq 6)$ は，確率密度 $f(x)$ を用いて次のように表現できる（式2）．

$$P(5 \leq x \leq 6) = \int_5^6 f(x)\,dx \qquad \boxed{\text{式 2}}$$

　連続データの確率分布にはさまざまなものがあるが，なかでも，確率密度 $f(x)$ が式3で表現できるものを「正規分布」という．

$$f(x) = \frac{1}{\sqrt{2\pi\sigma^2}} exp\left(-\frac{(x-\mu)^2}{2\sigma^2}\right) \qquad \boxed{\text{式 3}}$$

　μ と σ^2 はそれぞれ分布の平均と分散であり，パラメータ（分布を特徴づける値）である．正規分布は次の性質をもつ．

---

1) μ を中心にして左右対称の釣り鐘型
2) $|x|$ が大きくなるにつれ，横軸 $y=0$ に次第に近づいていくが，交わることはない
3) 釣り鐘の形は σ で決められ，σ が大きいほどなだらかになる
4) 平均値，中央値，最頻値は一致する

　例えば図 9-2 の曲線は，平均値 5，標準偏差 1 の正規分布であり，$x=5$ を中心として左右対称になっている．また図 8-7 の 3 つの曲線も正規分布であり，平均値はすべて 0 だが，標準偏差は上から 0.5，0.8，1.2 で，標準偏差が大きいほど形がなだらかなことがわかる．

　正規分布は，計算が比較的簡単なこと，多くの自然現象が正規分布に従うこと，大標本の平均値が近似的に正規分布に従うこと，多くの検定理論が正

規分布に基づいていることなどから，統計学の基礎をなす確率分布である．

　なお，x が平均 μ，分散 σ^2 の正規分布に従うことを，$x \sim N(\mu, \sigma^2)$ と表現する．また，x を標準化したときの正規分布を「標準正規分布」という．標準化すれば x の平均と分散はそれぞれ 0 と 1 になるから，標準正規分布は $N(0,1)$ と表現できる．

　なお「x を標準化（正規化）する」とは，x の平均を 0，分散を 1 にする操作であり，具体的には式4 で求められる．

$$z = \frac{x - \mu}{\sigma} \qquad \boxed{\text{式 4}}$$

　ここで μ は x の平均，σ は x の標準偏差である[*1]．標準化は平均や分散が異なるデータを比較するのに役立つ．例えば，平均値が 50 点，標準偏差が 5 点のテストで 60 点だった学生 A と，平均値が 60 点，標準偏差が 10 点のテストで 70 点だった学生 B では，どちらが優秀であるといえるだろうか．式4 より，それぞれの標準化得点を計算すると，

$$\text{A} : \frac{60 - 50}{5} = 2$$

$$\text{B} : \frac{70 - 60}{10} = 1$$

となり，A の方が優秀であるといえる．なお，1 とか 2 ではわかりづらいため 10 倍して 50 を足したものが「偏差値」である（$(x-\mu)/\sigma \times 10 + 50$）．

　例えば上の点数の場合，偏差値は，

$$\text{A} : 2 \times 10 + 50 = 70$$

$$\text{B} : 1 \times 10 + 50 = 60$$

となり，相対的に A の方が優れていることがわかる．

----

*1：実際，z の平均 $E(z)$，分散 $V(z)$ を計算すると，

$$E(z) = E\left(\frac{x-\mu}{\sigma}\right) = \frac{1}{\sigma}E(x-\mu) = \frac{1}{\sigma}(E(x)-E(\mu)) = \frac{1}{\sigma}(\mu-\mu) = 0$$

$$V(z) = V\left(\frac{x-\mu}{\sigma}\right) = \frac{1}{\sigma^2}V(x-\mu) = \frac{1}{\sigma^2}(V(x)-V(\mu)) = \frac{V(x)}{\sigma^2} = \frac{\sigma^2}{\sigma^2} = 1$$

となる．なお計算には，次の加減乗除に対する平均と分散の性質を用いた．
（x，y は変数，a は定数）

$$E(x+y) = E(x) + E(y), \quad E(ax) = aE(x), \quad E(a) = a$$
$$V(x+y) = V(x) + V(y), \quad V(ax) = a^2 V(x), \quad V(a) = 0$$

II 正規分布と確率

データが平均 μ, 分散 σ^2 の正規分布に従う場合, データ値 x が (a, b) の間にある確率 $P(a<x<b)$ は, 式1と式3より,

$$P(a<x<b) = \int_a^b f(x)dx$$

$$= \int_a^b \frac{1}{\sqrt{2\pi\sigma^2}} exp\left(-\frac{(x-\mu)^2}{2\sigma^2}\right)dx$$ 式5

である. p.106 の魚の例でいうと, $\mu=5$, $\sigma=1$ とすれば, 式5は,

$$P(5<x<6) = \int_5^6 f(x)dx$$

$$= \int_5^6 \frac{1}{\sqrt{2\pi}} exp\left(-\frac{(x-5)^2}{2}\right)dx \doteqdot 0.341$$

と計算でき, 湖で獲れる魚の 34.1％は, 5 cm から 6 cm の体長であることがわかる.

このように, 式5を計算すれば任意の区間の確率が求まるが, いちいち計算するのは面倒なので, 図 9-3 の 3 つの区間については計算せずに結果だけを利用してよい. 図 9-3 は, 次のことを意味している.

---

1) 平均値から±1標準偏差の区間にデータがある確率は約 68.3％
2) 平均値から±2標準偏差の区間にデータがある確率は約 95.4％
3) 平均値から±3標準偏差の区間にデータがある確率は約 99.7％

これらは, 次のように言いかえることもできる. なお, 1) の 68.3％ を 68％ に, 2) の 95.4％ を 95％ に丸めて利用することも多い.

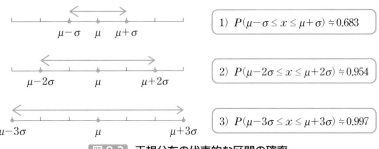

1) $P(\mu-\sigma \le x \le \mu+\sigma) \doteqdot 0.683$

2) $P(\mu-2\sigma \le x \le \mu+2\sigma) \doteqdot 0.954$

3) $P(\mu-3\sigma \le x \le \mu+3\sigma) \doteqdot 0.997$

図 9-3 正規分布の代表的な区間の確率

1）データの約 68.3% は平均値から ± 1 標準偏差の間にある
2）データの約 95.4% は平均値から ± 2 標準偏差の間にある
3）データの約 99.7% は平均値から ± 3 標準偏差の間にある

　例えば，湖で獲れた魚の体長が平均値 5 cm，標準偏差 1 cm の正規分布に従うとすると，湖で魚が 1 匹獲れたとき，その魚の体長が 3 cm から 7 cm の間にある確率は 95（95.4）% である（図 9-4）．また湖の魚をすべて獲ったとき，その 95（95.4）% は体長が 3 cm から 7 cm の間にある．
　なお図 9-3 の 1）〜3）に対し，確率に焦点を当て，0.90，0.95，0.99 と切りがよい数値にしたバージョンもある.

1）$P(\mu-1.64\sigma \leq x \leq \mu+1.64\sigma) \fallingdotseq 0.90$
2）$P(\mu-1.96\sigma \leq x \leq \mu+1.96\sigma) \fallingdotseq 0.95$
3）$P(\mu-2.58\sigma \leq x \leq \mu+2.58\sigma) \fallingdotseq 0.99$

さらに，以下のようにこれらを標準化したものもよく使われる.

1）$P(-1.64 \leq z \leq 1.64) \fallingdotseq 0.90$
2）$P(-1.96 \leq z \leq 1.96) \fallingdotseq 0.95$
3）$P(-2.58 \leq z \leq 2.58) \fallingdotseq 0.99$

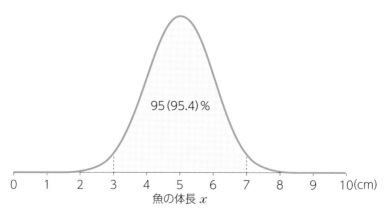

図 9-4 正規分布と確率

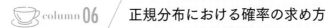

column 06 / 正規分布における確率の求め方

先述のように，正規分布の確率は式5で求まるが，そこに含まれる積分の計算には大学レベルの数学が必要になる．そのため，一般には表計算ソフトや統計ソフトで求めることが多い．例えば Excel では NORM.DIST 関数を使うことができる．この関数は平均 μ，標準偏差 σ の正規分布について，z より左側の確率を求めるものである．

$$P(x \leq z) = \text{NORM.DIST}\ (z, \mu, \sigma, 1)$$

一見，この関数では z より右側の確率は求められないように感じられるが，関数を複数組み合わせれば，任意の区間の確率が求まる．例えば魚の例でいうと，$P(5 \leq x \leq 6)$ は以下のように求められる．

$$P(5 \leq x \leq 6) = P(x \leq 6) - P(x \leq 5)$$
$$= \text{NORM.DIST}(6, 5, 1, 1) - \text{NORM.DIST}(5, 5, 1, 1)$$

では，ソフトがない場合はどうすればよいだろうか．そもそもコンピュータがなかった時代，どのように確率を求めていたのだろうか．正解は「正規分布表」である．正規分布表とは，標準正規分布について，代表的な z に対する確率 $P(0 \leq x \leq z)$ をあらかじめ計算して掲載した表である（表9-1，付録）．なお，$P(z \leq x)$ を掲載した表などバリエーションがあるが，利用法は同様である．

例えば，0 から 1.96 までの確率 $P(0 \leq x \leq 1.96)$ を求めるには，第一列で「1.9」と記された行と，第一行で「0.06」と記された列が交差するセルの値を読めばよい．その値は「0.4750」であるから，求める確率は 0.4750 である．

また標準正規分布は，$P(-z \leq x \leq 0) = P(0 \leq x \leq z)$ であり，

$$P(-1.96 \leq x \leq 1.96) = P(-1.96 \leq x \leq 0) + P(0 \leq x \leq 1.96)$$
$$= 0.4750 \times 2 = 0.9500$$

である．ここから，

$$P(\mu - 1.96\,\sigma \leq x \leq \mu + 1.96\,\sigma) = 0.95$$

が導かれ，正規分布に従うデータでは，「データの 95％は平均値から ± 1.96 標準偏差の間にある」ことがわかる．

表9-1 標準正規分布表

z	0.00	0.01	...	0.05	0.06	0.07	...
0.0	0.0000	0.0040		0.0199	0.0239	0.0279	
0.1	0.0398	0.0438		0.0596	0.0636	0.0675	
⋮							
1.8	0.4641	0.4649		0.4678	0.4686	0.4693	
1.9	0.4713	0.4719		0.4744	0.4750	0.4756	
2.0	0.4772	0.4778		0.4798	0.4803	0.4808	
⋮							

例 正規分布を用いた例題

　表9-2の度数分布表は，ある大学において1,000人の学生に実施した試験の結果である．表中のデータを分析すると，平均値55点，標準偏差10点の正規分布にほぼ従うことがわかった．

表9-2 試験結果の度数分布表の例

階級	度数
15点以上25点未満	2
25点以上35点未満	21
35点以上45点未満	136
45点以上55点未満	341
55点以上65点未満	341
65点以上75点未満	136
75点以上85点未満	21
85点以上95点未満	2
計	1000

1）得点が45点以上65点未満だった学生は約何人か，表から求めよ．また，正規分布の性質を利用して求めよ．
2）得点が35点以上75点未満だった学生は約何人か，同様に求めよ．
3）得点が25点以上85点未満だった学生は約何人か，同様に求めよ．
4）得点が75点以上だった学生は約何人か，同様に求めよ．
5）得点が35点以上55点未満だった学生は約何人か，同様に求めよ．

解説

1) 表からは 341＋341＝682 人．正規分布の性質からは，（45 点，65 点）＝（平均値−1 標準偏差，平均値＋1 標準偏差）の間には全体の約 68%，すなわち約 1000×0.68＝680 人が含まれる．

2) 表からは 136＋341＋341＋136＝954 人．正規分布の性質からは，（35 点，75 点）＝（平均値−2 標準偏差，平均値＋2 標準偏差）の間には全体の約 95%，すなわち約 1000×0.95＝950 人が含まれる．

3) 表からは 21＋136＋341＋341＋136＋21＝996 人．正規分布の性質からは，（25 点，85 点）＝（平均値−3 標準偏差，平均値＋3 標準偏差）の間には全体の約 99.7%，すなわち約 1000×0.997＝997 人が含まれる．

4) 表からは 21＋2＝23 人．正規分布の性質からは，75 点＝平均値＋2 標準偏差以上の範囲には全体の約（100−95)/2＝2.5%，すなわち約 1000×0.025＝25 人が含まれる．

5) 表からは 136＋341＝477 人．正規分布の性質からは，（35 点，55 点）＝（平均値−2 標準偏差，平均値）の間には全体の約 95/2＝47.5%，すなわち約 1000×0.475＝475 人が含まれる．

　これらからわかるように，実際に度数を数えて得られた結果と，正規分布の性質から得られた結果はほぼ一致する．そのため，データが正規分布に従うことがわかっているならば，実際に数える必要はなく，計算により任意の区間に含まれる人数を求めることができる．

注) この例題では「平均値から ±1 標準偏差の間にデータの約 68.3% が含まれる」「平均値から ±2 標準偏差の間にデータの約 95.4% が含まれる」を，それぞれ「平均値から ±1 標準偏差の間にデータの約 68% が含まれる」「平均値から ±2 標準偏差の間にデータの約 95% が含まれる」と丸めて利用した．

III 母集団と標本，推定

　調査したい対象すべてを含む集団を「母集団」という．調査は理想としては，母集団の構成員をすべて調べるのが好ましいが，一般にはコスト（費用，時間，労力など）の面から困難である．そのため，母集団の一部を抽出して「標本」とし，その標本に基づいて母数（母平均や母分散など，母集団の特

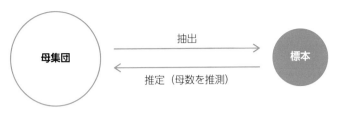

図 9-5 母集団と標本の関係

性を表す値）を数理的に推し量ることが多い（図 9-5）．これを「推定」という．

　例えば，日本に住む 20 歳男性の身長を調査したい場合，母集団は「日本に住む 20 歳男性」である．これを調査するために日本に住む 20 歳男性のなかから無作為に 5,000 人を選んだ場合，この 5,000 人が標本となる．そして，標本を集計して平均身長が 171 cm であった場合，母平均（日本に住む 20 歳男性の身長の平均）は 171 cm と推定できる．

☕ column 07 / 国勢調査とコンピュータ

　アメリカの人口は 1880 年には 5,000 万人を突破し，国勢調査は集計に 10 年近くかかるなど困難を極めた．これ以上時間がかかると，集計結果と現状との違いが大きくなりすぎてしまうため，当局は頭を抱えた．

　この難問を解決するために，1890 年の国勢調査で導入されたのがパンチカードシステムである．これはアメリカの技術者ハーマン・ホレリスが発明したもので，カードに穴を空けることで調査結果を保存し，専用の機械を通してそのカードを自動集計するしくみであった（現在のコンピュータと違って汎用性はないが，そのルーツの一つと考えられている）．これにより国勢調査の集計は 2 年に大幅短縮され，以後，大規模調査に計算機は不可欠という認識が広まった．

　ちなみにホレリスはその後，計算機を製造販売する会社を興したが，これが後のコンピュータ界の巨人 IBM である．つまり，国勢調査がコンピュータの発展を促したといっても過言ではないだろう．

IV 標本誤差

標本から得られた推定値と母数は必ずしも一致せず,「ずれ」が生じることがあるが,この「ずれ」を標本誤差という.標本誤差は,「標本から得られた推定値がどれほど正確に母数を表現しているか」を示す指標であり,当然小さければ小さいほどよい.

標本誤差は,母集団の性質や抽出方法などのさまざまな要因に左右されるが,なかでも標本の大きさ(サンプルサイズ)は影響を及ぼす大きな要因である.すなわち,標本が大きいほど標本誤差は小さくなり,標本が母集団と等しくなったとき標本誤差は 0 になる.

V 点推定・区間推定

推定には,母数を 1 つの数値で推定する「点推定」と,区間で推定する「区間推定」の二種類がある.

点推定は 1 つの値で母集団を推し量る方法であり,母集団から抽出した標本から 1 つの値を計算して,母数(母平均や母分散)の推定値とする.例えば身長の標本平均が 165 cm であった場合,母集団の身長の平均値は 165 cm と推定する.このように,点推定は母数を簡潔に推定したい場合によく利用される.

なお表 9-3 のように,① 標本の統計量,② 標本からの推定量,③ 母集団の統計量はそれぞれ異なる概念である.①は標本を集計して得られる,標本を特徴づける変数であり,②は標本から計算された,母数を推定する変数で

表 9-3 標本の統計量,標本からの推定量,母集団の統計量

	① 標本の統計量	② 標本からの推定量	③ 母集団の統計量
平均	標本平均 $$\overline{x}=\frac{1}{n}\sum_{i=1}^{n}x_i$$	(不偏)平均 $$\hat{\mu}=\frac{1}{n}\sum_{i=1}^{n}x_i$$	母平均 $$\mu=\frac{1}{m}\sum_{i=1}^{m}x_i$$
分散	標本分散 $$s^2=\frac{1}{n}\sum_{i=1}^{n}(x_i-\overline{x})^2$$	不偏分散 $$\hat{\sigma}^2=\frac{1}{n-1}\sum_{i=1}^{n}(x_i-\overline{x})^2$$	母分散 $$\sigma^2=\frac{1}{m}\sum_{i=1}^{m}(x_i-\mu)^2$$

n:標本の大きさ,m:母集団の大きさ

あり，③は母集団を集計して得られる，母集団を特徴づける変数である[*2]．

　一方，「母平均は 163 cm から 167 cm の間にある」と幅をもたせて推し量るのが区間推定である．点推定は簡単ではあるが，その推定にどれくらいの精度があるのかわからないという欠点がある．それに対して，区間推定は表示される区間の幅によって精度がわかるという長所がある．例えば，「母平均は 162 cm から 168 cm の間にある」と「母平均は 164 cm から 166 cm の間にある」では，後者の方が幅が狭いため推定の精度が高い．なお，この区間のことを「信頼区間（Confidence Interval：CI）」という．

　信頼区間は通常「95%信頼区間」と記されるが，これは「母集団から標本を抽出し，その標本から 95%信頼区間を計算（算出）する作業を（標本抽出のたびに）100 回くり返した場合，約 95 回はその区間に母数（母平均など）が含まれる」ことを意味している（図 9-6）．

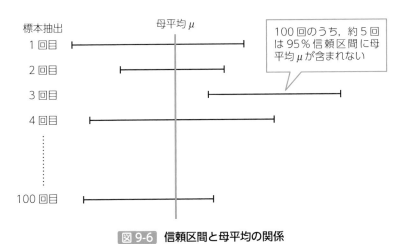

図 9-6　信頼区間と母平均の関係

注）母平均 μ は未知の定数であり，値は変化しない

[*2]：統計量や推定量は抽象概念であり，定義式で表現される「変数」である．一方，統計値や推定値は，その式を用いて具体的に計算された「数値」である．例えば，$\overline{x}=\dfrac{1}{n}\displaystyle\sum_{i=1}^{n}x_i$ は統計量（または推定量）であるが，この式に $x_1=1$，$x_2=2$，$x_3=3$ を入れて計算した 2 は統計値（または推定値）である $\left(\overline{x}=\dfrac{1}{3}\displaystyle\sum_{i=1}^{3}x_i=\dfrac{1+2+3}{3}=\dfrac{6}{3}=2\right)$．

VI 母平均の区間推定

標本からはさまざまな母数を推定できるが，ここでは社会科学系の調査でよく使われる母平均（母集団の平均）と母比率（母集団の比率）の区間推定を説明する．なお以後，特に断らない限り標本の大きさ（データの数）を n，値を x，平均を $\overline{x}$，分散を s^2，また母集団の平均を μ，分散を σ^2 とする．さらに推定量には「 ^ 」（ハット）をつけることとする（ $\hat{\mu}$，σ^2 など）．

まず，母平均の区間推定であるが，n が十分大きいときには $\overline{x}$ は正規分布 $N(\mu, \sigma^2/n)$ に従うという性質がある[3].

$$\overline{x} \sim N\left(\mu, \frac{\sigma^2}{n}\right)$$

これを標準化すると，

$$z = \frac{\overline{x} - \mu}{\sqrt{\dfrac{\sigma^2}{n}}} \sim N(0,1)$$

となり，z は標準正規分布に従うことがわかる．よって z が−1.96 から ＋1.96 の間にある確率は約 95％ である．

$$P\left(-1.96 \leq \frac{\overline{x} - \mu}{\sqrt{\dfrac{\sigma^2}{n}}} \leq 1.96\right) \fallingdotseq 0.95$$

これを μ について変形していくと，

$$P\left(-1.96\sqrt{\frac{\sigma^2}{n}} \leq \overline{x} - \mu \leq 1.96\sqrt{\frac{\sigma^2}{n}}\right) \fallingdotseq 0.95$$

$$P\left(-1.96\sqrt{\frac{\sigma^2}{n}} - \overline{x} \leq -\mu \leq 1.96\sqrt{\frac{\sigma^2}{n}} - \overline{x}\right) \fallingdotseq 0.95$$

$$P\left(+1.96\sqrt{\frac{\sigma^2}{n}} + \overline{x} \geq \mu \geq -1.96\sqrt{\frac{\sigma^2}{n}} + \overline{x}\right) \fallingdotseq 0.95$$

$$P\left(\overline{x} - 1.96\sqrt{\frac{\sigma^2}{n}} \leq \mu \leq \overline{x} + 1.96\sqrt{\frac{\sigma^2}{n}}\right) \fallingdotseq 0.95$$

---

[3]：n が十分大きければ，母集団がどんな分布であろうと，そこから得られた標本の平均 $\overline{x}$ は平均 μ，分散 σ^2/n の正規分布に近似的に従う（中心極限定理）．

となるが，これは「母平均 μ が標本平均 $\overline{x}$ から $\pm 1.96\sqrt{\sigma^2/n}$ の間にある確率は約 95% である」，つまり「$\overline{x}-1.96\sqrt{\sigma^2/n}<\mu<\overline{x}+1.96\sqrt{\sigma^2/n}$ が母平均 μ の 95%信頼区間である」ことを意味している．

> 例　ある湖にいる魚の体長の標準偏差が 2 cm とわかっている場合，そこから 100 匹の魚を獲ったところ，平均値は 10 cm であった．このとき，湖にいる魚の体長の 95%信頼区間は次のように計算できる．
>
> $$10-1.96\sqrt{4/100}\leq\mu\leq10+1.96\sqrt{4/100}$$
> $$10-1.96\times\frac{2}{10}\leq\mu\leq10+1.96\times\frac{2}{10}$$
> $$10-0.392\leq\mu\leq10+0.392$$
> $$9.608\leq\mu\leq10.392[\mathrm{cm}]$$

とはいえ，実際には母分散 σ^2 は不明なことが多く，この手法は現実的ではない．標本から求めた不偏分散 $\hat{\sigma}^2$ を σ^2 の代わりに使うことは可能だが，標本が小さいときには標本誤差が大きくなってしまう．

では，σ^2 が不明で $\hat{\sigma}^2$ しか利用できず，かつ標本が小さいときにはどうすればよいのだろうか．そもそも σ^2 が必要なのは，統計量 $(\overline{x}-\mu)/\sqrt{\sigma^2/n}$ が正規分布に従う性質を利用するためであった．しかし残念ながら，その代替統計量 $(\overline{x}-\mu)/\sqrt{\hat{\sigma}^2/n}$ は正規分布には従わない．ただ x が正規分布に従っていれば，$(\overline{x}-\mu)/\sqrt{\hat{\sigma}^2/n}$ は自由度 $n-1$ の t 分布に従うことが知られており，それを利用して区間推定をすることができる．

VII　母分散未知のときの区間推定

t 分布とは正規分布に似た釣り鐘型の分布であるが，正規分布にはない「自由度 ν」というパラメータをもち，その値が大きいほど正規分布に近づく（図 9-7）．t 分布の値は正規分布と同様に，t 分布表や Excel などで求めることができる．t 分布を用いた検定（t 検定）は，自由度が標本の大きさに連動しているため（$\nu=n-1$），標本が小さい場合でも利用できるメリットがある（例えば $n=3$ の場合，t 分布表の $\nu=2$ の部分を利用すればよい）．

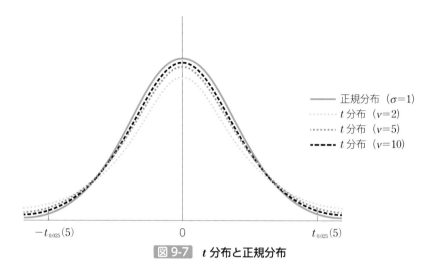

図9-7 t 分布と正規分布

　さて，標準正規分布においては，$(\overline{x}-\mu)/\sqrt{\sigma^2/n}$ が-1.96 から$+1.96$ の間にある確率は約 95％であったが，自由度 ν の t 分布において ±1.96 に相当する値を $\pm t_{0.025}(\nu)$ とすると，同じ内容は，

$$P\left(-t_{0.025}(n-1)\leq \frac{\overline{x}-\mu}{\sqrt{\dfrac{\hat{\sigma}^2}{n}}}\leq t_{0.025}(n-1)\right)=0.95$$

と表現できる．これを先と同様に μ について解いていくと，

$$P\left(-t_{0.025}(n-1)\sqrt{\frac{\hat{\sigma}^2}{n}}\leq \overline{x}-\mu\leq t_{0.025}(n-1)\sqrt{\frac{\hat{\sigma}^2}{n}}\right)=0.95$$

$$P\left(-t_{0.025}(n-1)\sqrt{\frac{\hat{\sigma}^2}{n}}-\overline{x}\leq -\mu\leq t_{0.025}(n-1)\sqrt{\frac{\hat{\sigma}^2}{n}}-\overline{x}\right)=0.95$$

$$P\left(\overline{x}-t_{0.025}(n-1)\sqrt{\frac{\hat{\sigma}^2}{n}}\leq \mu\leq \overline{x}+t_{0.025}(n-1)\sqrt{\frac{\hat{\sigma}^2}{n}}\right)=0.95$$

となる．この（　）の中身が，母分散が不明なときの母平均の 95％信頼区間である．

例 以下は，ある湖で獲れた 5 匹の魚の体長データである．このデータを利用して，この湖の魚の平均体長の 95％信頼区間を求めてみよう．

体長（cm）：13，11，9，10，7

標本平均 $\overline{x}$ と不偏分散 $\hat{\sigma}^2$ は，

$$\overline{x}=\frac{13+11+9+10+7}{5}=10$$

$$\hat{\sigma}^2=\frac{(13-10)^2+(11-10)^2+(9-10)^2+(10-10)^2+(7-10)^2}{5-1}$$

$$=\frac{9+1+1+0+9}{4}=5$$

となる．これらの結果と，表 9-4 の t 分布表から得た $t_{0.025}(4)=2.776$ により，母平均の 95％信頼区間は次のように計算できる．

$$10-2.776\sqrt{\frac{5}{5}}<\mu<10+2.776\sqrt{\frac{5}{5}}$$

$$10-2.776<\mu<10+2.776$$

$$7.224<\mu<12.776[\text{cm}]$$

表 9-4 t 分布表

v	u					
	0.1	0.05	0.025	0.01	0.005	…
1	3.078	6.314	12.706	31.821	63.657	
2	1.886	2.920	4.303	6.965	9.925	
3	1.638	2.353	3.182	4.541	5.841	
4	1.533	2.132	2.776	3.747	4.604	
5	1.476	2.015	2.571	3.365	4.032	
6	1.440	1.943	2.447	3.143	3.707	
7	1.415	1.895	2.365	2.998	3.499	
8	1.397	1.860	2.306	2.896	3.355	
9	1.383	1.833	2.262	2.821	3.250	
10	1.372	1.812	2.228	2.764	3.169	
⋮						

注）u は上側確率，v は自由度，表の数値は v のもとで u を与える t 値（$=t_u(v)$）．上側確率とは「t 分布において，t が $t_u(v)$ よりも大きくなる確率」である．

母比率の区間推定

標本において，ある性質 a をもつ個体の数を n_a とすれば，標本比率 r は n_a/n と表せる（表 9-5）．例えば100人の標本で喫煙者が60人なら，標本の喫煙率は $r=60/100=0.6$ である．

p を母比率とすると，n が十分大きければ，統計量 $(\hat{p}-p)/\sqrt{p(1-p)/n}$ は標準正規分布に従うことが知られている．この性質を利用して，母平均と同じように母比率の区間推定をすることができる．

$$P\left(-1.96\leq\frac{\hat{p}-p}{\sqrt{\dfrac{p(1-p)}{n}}}\leq 1.96\right)\fallingdotseq 0.95$$

$$P\left(-1.96\sqrt{\frac{p(1-p)}{n}}\leq\hat{p}-p\leq 1.96\sqrt{\frac{p(1-p)}{n}}\right)\fallingdotseq 0.95$$

$$P\left(-1.96\sqrt{\frac{p(1-p)}{n-\hat{p}}}\leq -p\leq 1.96\sqrt{\frac{p(1-p)}{n-\hat{p}}}\right)\fallingdotseq 0.95$$

$$P\left(\hat{p}-1.96\sqrt{\frac{p(1-p)}{n}}\leq p\leq\hat{p}+1.96\sqrt{\frac{p(1-p)}{n}}\right)\fallingdotseq 0.95$$

この（ ）の中身が p の95％信頼区間であるが，しかしよく考えてみると，母比率 p は不明なのだから上式を利用することはできない．ただ n が十分大きければ p は $\hat{p}$ で近似できるため，p を $\hat{p}$ に書き換えた，

$$\hat{p}-1.96\sqrt{\frac{\hat{p}(1-\hat{p})}{n}}\leq p\leq\hat{p}+1.96\sqrt{\frac{\hat{p}(1-\hat{p})}{n}}$$

が利用できる．

表 9-5 標本の統計量，標本からの推定量，母集団の統計量

	① 標本の統計量	② 標本からの推定量	③ 母集団の統計量
比率	標本比率 $$r=\frac{n_a}{n}$$	（不偏）比率 $$\hat{p}=\frac{n_a}{n}$$	母比率 $$p=\frac{m_a}{m}$$

n：標本の大きさ，m：母集団の大きさ，n_a：標本において性質 a をもつ個体の数，
m_a：母集団において性質 a をもつ個体の数

例　大学 X の学生の飲酒率（飲酒経験がある人の比率）を知るために，100 人を標本に選んで調べたところ，50 人に飲酒経験があった．したがって $\hat{p}=50/100=0.5$ であり，これを用いて母比率 p の 95% 信頼区間は次のように計算できる．

$$0.5-1.96\sqrt{\frac{0.5\times0.5}{100}}\leq p\leq0.5+1.96\sqrt{\frac{0.5\times0.5}{100}}$$

$$0.5-1.96\times0.5/10\leq p\leq0.5+1.96\times0.5/10$$

$$0.402\leq p\leq0.598$$

よって大学 X の学生の飲酒率は，約 95% の確率で 40.2% から 59.8% の間にある．これは 50% に対して ± 9.8% の「ぶれ」があることを示している．「ぶれ」の一因は標本数 n にあり，n を増やせば「ぶれ」を抑えることができる．例えば n を 100 倍の 10,000 に増やした場合，「ぶれ」は 1/10（すなわち ± 0.98%）になる．

参考文献

・総務省統計局：統計的推定と統計的仮説検定．なるほど統計学園．https://www.stat.go.jp/naruhodo/11_tokusei/kentei.html（閲覧日：2023 年 7 月）
・熊原啓作ほか：身近な統計，改訂版，放送大学教育振興会，2012.

10 統計的検定

I 統計的仮説検定の考え方と検定の手順

　検定（統計的仮説検定）とは，母集団に関して立てた仮説が正しいかどうかを，標本から得たデータを用いて判断することである．例えば，A 県と B 県の平均年間飲酒量に違いがあるかどうか調べたいとする．A 県，B 県それぞれから 100 人標本をとって調べたところ，1 人あたりの平均年間飲酒量が，A 県は 91.8 L，B 県は 89.8 L であった．このデータから，A 県と B 県の 1 人あたりの平均年間飲酒量に違いがあるといえるだろうか[1]．

　これを証明するには，「A 県と B 県の平均には違いがある」という仮説（対立仮説）[2] を立て，それが成り立つかどうか両県の標本平均の差から判断すればよいように思える．差が大きければ，おそらく仮説は成立するだろう．しかし，どれくらい差が大きければ成立すると判断できるのであろうか．「差がある」といえるのは差が 1 L の場合なのか，それとも 2 L の場合であるのか，不明である．

　この面倒な問題を解決するために用いられるのが，「背理法（反証法）」である．すなわち，「A 県と B 県の平均には違いはない」（帰無仮説）が正しいと仮定して論を進め，その仮説のもとで極めてまれにしか起こらない現象が起きていることを示すことによって帰無仮説を否定し，本来主張したかった「A 県と B 県の平均には違いがある」（対立仮説）を主張するのである．

---

[1]：標本の平均飲酒量に違いがあるので，母集団（県全体）の平均飲酒量に違いがあると考えるのは当然に思える．しかし，実際には標本誤差があるため，標本の平均飲酒量に違いがあっても，必ずしも母集団（県全体）の平均飲酒量にも違いがあるとはいえない．

[2]：（統計的仮説検定における）「仮説」とは，「$\mu=10$（母平均は 10 に等しい）」や「$x \sim N$（母集団の変数 x は正規分布に従う）」のような，母数に関する数式もしくは命題（論理的に真偽が判断できる文章）である．仮説には「帰無仮説 H_0」と「対立仮説 H_1」の 2 種類がある．帰無仮説は「$\mu=0$」などの形式の数式もしくは命題である．一方，対立仮説は「$\mu \neq 0$」「$\mu<0$」などの形式の数式や命題である．両仮説の真偽は互いに逆である．つまり，H_0 が正しければ H_1 は誤りであり，H_0 が誤っていれば H_1 が正しい（両方とも正しかったり，誤りであったりすることはない）．

この一連の流れを統計的仮説検定といい、主な手順は次のとおりである[*3].

①帰無仮説を立て、それが正しいと仮定する

②標本から検定統計量の値（実現値）を求める

③検定統計量の値が、その検定統計量が従う確率分布のもとで、滅多に生じないほど（極めてまれにしか生じないほど）大きな値[*4]となった場合は、奇跡が起きたと考えるよりも、①で設定した「帰無仮説が正しい」という仮定が誤っていたと判断する。これを「帰無仮説の棄却」（「対立仮説の採択」）という

④逆に、よく生じる程度の小さな値（それほどまれだとはいえない小さな値）だった場合は、帰無仮説は棄却する必要はないと判断する。これを「帰無仮説の採択」（「対立仮説の棄却」）という[*5]

帰無仮説を棄却できるかどうか判断するには、有意水準 α を設定する必要がある。有意水準とは、帰無仮説を棄却する基準となる確率であり、通常 $\alpha=0.05$（5％有意水準）に設定する[*6]. これは「100回に0〜5回だけ生じる」という基準であり、そのような滅多に生じない値が生じた場合は、偶然ではないと判断して帰無仮説を棄却する。

具体的には、限界値（境界値、臨界値ともいう）をみて棄却するかどうかを判断する。限界値とは、上側確率と下側確率がそれぞれ $\alpha/2$ となる値（両側検定の場合）であり、$\alpha=0.05$ のもとでの標準正規分布では ±1.96 がそれにあたる（$P(z<-1.96)=P(1.96<z)\fallingdotseq0.025=0.05/2$）. 検定統計量の値が限界値を超えていれば、帰無仮説は棄却される。

＊3： 一般社団法人社会調査協会 編：社会調査事典, p.227-228, 丸善出版, 2014 を参考にした.

＊4： 検定統計量は負の場合もあるので、厳密には「検定統計量の絶対値が大きな値」となった場合である.

＊5： 棄却できるほど検定統計量の値が大きくても、単なる偶然でそうなった可能性は否定できない。その意味で、統計的仮説検定は厳密な数学的証明ではない。これが、「帰無仮説は証明された」といわず、「帰無仮説は採択された」と表現する理由である。そしてその判断は、5％有意水準の場合100回に5回程度は誤っている危険性がある。そのため、有意水準を危険率ということもある.

＊6： 有意水準 α は、目的や分野によっては他の値に設定することもある。α が小さければ棄却域も小さくなるので、統計量がよほど大きくないと H_0 は棄却できない。そのため、慎重に検定しなければならない医学など健康科学の分野では、$\alpha=0.01$ に設定することもある。逆に、統計量が大きくなりにくい経営学など社会科学の分野では、$\alpha=0.1$ に設定することもある.

II／ 統計的仮説検定の例（母平均の検定）

> 例 ある自動車会社の車種 A は，燃費の平均が 30 km/L，分散が 9（km/L）^{2} と公表されている（母集団は「すべての A」．母平均 $\mu=30$，母分散 $\sigma^2=9$）．公表されている燃費が事実なのか，A を 36 台集めて検定することにした．なお，36 台は同じ母集団から得ているため，母分散は変わらず $\sigma^2=9$ である．

❶ 仮説を立てる

この例の場合，「車種 A の燃費は 30 km/L かどうか」を検定したいので，帰無仮説は以下のようになる．

$$H_0 : \mu=30$$

一方，対立仮説については，**両側検定**の場合（H_0 が否定されたら，$\mu<30$ と $30<\mu$ の双方を考慮する必要がある場合）は，次のようになる．

$$H_1 : \mu\neq30$$

また，**片側検定**の場合（なんらかの理由で $\mu<30$ か $30<\mu$ の一方だけ考慮すればよい場合）は，次のようになる．

$$H_1 : \mu<30 \text{（または } \mu>30\text{）}$$

特に理由がなければ両側検定を用いる（この例では両側検定を用いている）．

❷ 分布と検定統計量を選ぶ

分布として標準正規分布，検定統計量として z 検定統計量を選ぶ．この統計量は標本平均 $\overline{x}$ を標準化したものであり，標本が十分大きければ，標準正規分布に従う性質があるからである（中心極限定理）．

$$z=\frac{\overline{x}-\mu}{\sqrt{\dfrac{\sigma^2}{n}}} \sim N(0,1)$$

❸ 検定統計値と棄却域を求める

今，標本から計算すると $\overline{x}$ は 29 km/L であった．σ^2 は 9 と公表されているので（母分散既知），次の式により z 値は–2 となる．

$$z = \frac{29-30}{\sqrt{\dfrac{9}{36}}} = \frac{-1}{\dfrac{3}{6}} = \frac{-1}{\dfrac{1}{2}} = -1 \times 2 = -2$$

一方 $\alpha = 0.05$ の場合，$P(-1.96 \leq z \leq 1.96) \doteqdot 0.95$ より，標準正規分布の限界値は ±1.96 である．確率分布のグラフにおいて，限界値よりも外側の範囲を「棄却域」という．検定統計量の値がここに入るときは限界値を超えるので，帰無仮説は棄却される（図 10-1，両端の青色の部分）．この例の場合，棄却域は $z < -1.96$ と $1.96 < z$ である．

❹ 帰無仮説の棄却・採択を判断する

計算された z 値は–2 で，棄却域に入るため H_0 は棄却される（H_1 が採択される）．すなわち 95 % の確からしさで，車種 A の燃費は 30 km/L だとはいえない．つまり，この調査からは，カタログなどに記載されている燃費は必ずしも正しいとはいえない．

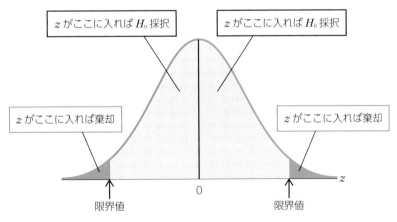

図 10-1 棄却域と採択域

III 第1種の過誤と第2種の過誤

先述したように，有意水準 α とは帰無仮説を棄却する基準となる確率であるが，判断の誤りを示す指標でもある．なぜなら，「確率 α でしか生じないようなまれな値が生じた場合，偶然ではないと判断して帰無仮説を棄却する」ことは，逆にいえば「偶然そのような値が生じてしまい，帰無仮説が正しいにもかかわらず，誤って棄却してしまう」ことでもあるからである．この誤りを「第1種の過誤」とよび，α はこの過誤を犯す確率である（表 10-1）．

一方，逆に「帰無仮説が正しくないのに，誤って採択してしまう」こともある．これを「第2種の過誤」とよび，それを犯す確率を β とよぶ．

例えば，新しい治療薬が既存薬よりもコレステロールを改善する効果があるか検討するとしよう．対象集団を，新薬を飲んでもらうグループ（介入群）と既存薬を飲んでもらうグループ（コントロール群）にランダムに割り付け，両群の結果を検定する．新薬の効果があるか否かについての真実はわからないもとで検定を行うため，仮説検定で誤った判断をする可能性が常にある．

第1種の過誤は「本当は帰無仮説は正しいのに，誤って棄却してしまう」，つまり「本当は（母集団において）新薬と既存薬の効果に差はないのに，（標本から）誤って差があると判断してしまう」ことである．

逆に，第2種の過誤は「本当は帰無仮説は正しくないのに，誤って採択してしまう」，つまり「本当は（母集団において）新薬と既存薬の効果に差があるのに，（標本から）誤って差がないと判断してしまう」ことである．

表 10-1 統計的検定における2種類の過誤

		母集団における真実	
		H_0 は正しい（効果に差がない）	H_0 は正しくない（効果に差がある）
標本からの判断（仮説検定による判断）	H_0 を採択（効果に差がないと判断）	正しい判断（母集団において効果に差がないとき，正しくそう判断する．$1-\alpha$）	第2種の過誤（母集団において効果に差があるとき，誤って差がないと判断する．β）
	H_0 を棄却（効果に差があると判断）	第1種の過誤（母集団において効果に差がないとき，誤って差があると判断する．α）	正しい判断（母集団において効果に差があるとき，正しくそう判断する．$1-\beta$）

注）H_0 は帰無仮説．α, β, $1-\alpha$, $1-\beta$ は，それぞれのケースが起きる確率

第 1 種の過誤を犯す確率は慣例的に 5 ％以下に設定することとされており，第 2 種の過誤（20 ％まで許容）と比べて厳しい基準となっている．その理由は，本当は効果に差がないのに差があるとされると（既存薬と効果に差のない新薬が販売されると，患者が不利益を被るなど）社会的に深刻な問題が生じるためである．

　なお，$1-\beta$ は「帰無仮説が正しくないとき，正しく棄却する確率」，つまり「（母集団において）効果に差があるとき，正しくそう判断する確率」であり，検出力とよばれる．いいかえれば，検出力は「差があるとき，正しくそれを検出できる確率」を意味し，検定の能力を示す指標となる．

　検出力は大きい方がよいが，これを大きくすると $1-\alpha$ が小さくなり，α（＝第 1 種の過誤を犯す確率）が大きくなってしまう．実は α と β は連動しており，片方が大きくなるともう片方が小さくなるという関係がある．そのためバランスをとって，$\alpha=0.05$，$\beta=0.20$ に設定することが多い．

IV 代表的な検定の例

1 t 検定

　前節で説明したように，検定は正規分布を利用して実施できるが，検定統計量を求める際に母分散 σ^2 が必要であった．しかし現実では，母分散は不明な場合がほとんどである（そもそも母集団の性質がわからないから検定をするのである）．標本が大きければ不偏分散を求めて母分散の代わりに使うこともできるが，調査コストなどの理由から標本が小さい場合も多い．そのため一般に研究では，標本が小さい場合にも使える t 検定がよく利用される．

　t 検定は t 分布に基づいて検定する手法だが，ここでは 2 つの母集団 1，2 の平均値に差があるか否かを検定する t 検定を紹介する．このタイプの t 検定は，1 の構成員と 2 の構成員がペアをつくりマッチングしている「対応のある t 検定」と，そうでない「対応のない t 検定」の二種類に分かれる．

2 対応のない t 検定

　このタイプの t 検定を行うには，2 つの母集団がどちらも正規分布に従い（正規性），かつ母分散が等しい（等分散性）という 2 つの条件が満たされている必要がある．そのため，事前にこれら 2 条件について確認する．

❶ 正規性の確認

 t 分布は正規分布に基づいてつくられているため，分析を行う前に，観察した標本から，各母集団が正規分布に従うかどうか検定を行う必要がある．具体的には，標本に対して Shapiro-Wilk（シャピロ・ウィルク）検定や Kolmogorov-Smirnov（コルモゴロフ・スミルノフ）検定などの正規性の検定を行う．これは「$x \sim N$（母集団の変数 x は正規分布に従う）」を帰無仮説とした検定で，IBM SPSS® Statistics や R などの統計ソフトで実施できる．

 しかし，検定は外れ値などによって実際とは異なる結果になる場合もある（例えば，正規性の検定では正規分布に従うことが示されたが，実際にヒストグラムを描くと左右対称でない，外れ値があるなど）．そのため，ヒストグラムを描いて正規分布であるか確認したり，正規確率紙にプロットして正規性を確認する必要がある．なお，正規性が認められなかった場合は，対応のない t 検定の代わりにノンパラメトリック検定の一つである Mann-Whitney（マン・ホイットニー）の U 検定を用いる．

❷ 等分散性の確認

 母集団の等分散性を確認するため，F 検定を行う．F 検定は，2つの統計量の比（F 統計量）が F 分布に従うことを利用した検定方法である．

a) 仮説を設定する

 母集団1，2の分散をそれぞれ σ_1^2，σ_2^2 とすると，仮説は次のようになる．

$$H_0 : \sigma_1^2 = \sigma_2^2 \text{（母集団1，2の分散に差はない）}$$
$$H_1 : \sigma_1^2 \neq \sigma_2^2 \text{（母集団1，2の分散に差がある）}$$

b) 検定統計量を求める

 母集団1，2から得られた標本1，2の不偏分散をそれぞれ $\hat{\sigma}_1^2$，$\hat{\sigma}_2^2$ とすれば，F 統計量は次式により計算できる．なお，2つの不偏分散は大きい方を分子に置く．

$$F = \hat{\sigma}_1^2 / \hat{\sigma}_2^2$$

 この式からわかるように，F は標本1，2の不偏分散（母分散1，2の推定量）の比であり，H_0 が成り立てば，$\hat{\sigma}_1^2 = \hat{\sigma}_2^2$ により $F = 1$ となり，逆に成り立たなければ F は1から離れる．したがって F の値により，等分散性の検定ができるのである．

c) 棄却域を求める

標本 1, 2 の大きさを n_1, n_2, F の分子の自由度を $\nu_a = n_1 - 1$（または $n_2 - 1$），分母の自由度を $\nu_b = n_2 - 1$（または $n_1 - 1$）とすると，F 分布の限界値は $F_{\alpha/2}(\nu_a, \nu_b)$ である．F 分布表や Excel などを利用してこれを読みとり，棄却域 $F_{\alpha/2}(\nu_a, \nu_b) < F$ を設定する（$1 \leq F$ なので，棄却域は右側だけ考えればよい）．

d) 仮説の採択・棄却を判断する

棄却域に F 値が入れば H_0 は棄却され（母分散は等しくない），入らなければ採択される（母分散は等しい）ことになる．なお母分散が等しくない場合は，Welch の t 検定を行う．

❸ t 検定の実施

等分散性が確認できたら，次の手順で t 検定を行う．

a) 仮説を設定する（両側検定の場合）

$$H_0 : \mu_1 = \mu_2 \text{（母平均 1 と母平均 2 は差はない）}$$
$$H_1 : \mu_1 \neq \mu_2 \text{（母平均 1 と母平均 2 は差がある）}$$

b) 検定統計量を求める

2 つの不偏分散 $\hat{\sigma}_1^2$, $\hat{\sigma}_2^2$ から合成された分散 $\hat{\sigma}^2$（両分散を「平均した」統計量）を，

$$\hat{\sigma}^2 = \frac{(n_1 - 1)\hat{\sigma}_1^2 + (n_2 - 1)\hat{\sigma}_2^2}{(n_1 - 1) + (n_2 - 1)} = \frac{(n_1 - 1)\hat{\sigma}_1^2 + (n_2 - 1)\hat{\sigma}_2^2}{n_1 + n_2 - 2}$$

とすると，対応のない t 検定における t 統計量は，

$$t = \frac{\overline{x_1} - \overline{x_2}}{\sqrt{\dfrac{\hat{\sigma}^2}{n_1} + \dfrac{\hat{\sigma}^2}{n_2}}} = \frac{\overline{x_1} - \overline{x_2}}{\sqrt{\hat{\sigma}^2 \left(\dfrac{1}{n_1} + \dfrac{1}{n_2} \right)}}$$

と定義される．

c) 棄却域を求める

α を有意水準とすれば，両側検定のとき，棄却域は以下のとおりとなる．

$$t < -t_{\alpha/2}(n_1 + n_2 - 2) \text{ と } t_{\alpha/2}(n_1 + n_2 - 2) < t$$

d) 仮説の採択・棄却を判断する

t 値が棄却域に入っていなければ，H_0 は採択される（2 群の母平均に有意な差はない）．逆に，入っていれば H_0 は棄却され，H_1 が採択される（2 群の母平均に有意な差がある）．

> **例** ２つの湖（湖１，湖２）の魚の体長の平均値が等しいかどうか，t 検定で吟味してみよう．それぞれの湖から５匹ずつ標本を獲って体長を測ったところ，次のデータが得られた．
>
> 湖１（cm）：13，10，7，12，13
> 湖２（cm）：7，9，5，9，10

❶ 正規性の確認

両標本について Shapiro-Wilk 検定を実施したところ正規性が確認された．

❷ 等分散性の確認

a）仮説を設定する

$$H_0 : \sigma_1^2 = \sigma_2^2 \quad (\text{母集団 1，2 の分散に差はない})$$
$$H_1 : \sigma_1^2 \neq \sigma_2^2 \quad (\text{母集団 1，2 の分散に差がある})$$

b）検定統計量を求める

湖１と湖２の標本の平均体長は，次の式から 11 cm と 8 cm であり，

$$\overline{x}_1 = \frac{1}{n_1}\sum_{i=1}^{n_1} x_{1i} = \frac{1}{5}(13+10+7+12+13) = \frac{55}{5} = 11$$

$$\overline{x}_2 = \frac{1}{n_2}\sum_{i=1}^{n_2} x_{2i} = \frac{1}{5}(7+9+5+9+10) = \frac{40}{5} = 8$$

不偏分散は次の式から 6.5 と 4 であった．

$$\hat{\sigma}_1^2 = \frac{1}{n_1-1}\sum_{i=1}^{n_1}(x_{1i}-\overline{x}_1)^2$$

$$= \frac{1}{4}\{(13-11)^2+(10-11)^2+(7-11)^2+(12-11)^2+(13-11)^2\}$$

$$= \frac{1}{4}(4+1+16+1+4) = \frac{26}{4} = 6.5$$

$$\hat{\sigma}_2^2 = \frac{1}{n_2-1}\sum_{i=1}^{n_2}(x_{2i}-\overline{x}_2)^2$$

$$= \frac{1}{4}\{(7-8)^2+(9-8)^2+(5-8)^2+(9-8)^2+(10-8)^2\}$$

$$= \frac{1}{4}(1+1+9+1+4) = \frac{16}{4} = 4$$

これらから，F 値は 1.625 と計算できる．

$$F = \frac{\hat{\sigma}_1^2}{\hat{\sigma}_2^2} = \frac{6.5}{4} = 1.625$$

c) 棄却域を求める

次に，有意水準 $\alpha = 0.05$ に設定すると，限界値は $F_{0.025}(4,4)$ である．この値を得るには F 分布表を使う．F 分布表には，F 統計量の分子，分母の自由度がそれぞれ ν_a，ν_b のときに，上側確率 u を与える限界値（$= \mathrm{F}_u(\nu_a, \nu_b)$）が掲載されている（表 10-2）．$u = \alpha/2 = 0.025$ の $\nu_a = \nu_b = 4$ のセルを読みとると $F_{0.025}(4,4) = 9.605$ なので，棄却域は $9.605 < F$ である．

d) 仮説の採択・棄却を判断する

$F = 1.625 < 9.605$ だから，先ほど求めた F 値は棄却域には入らない．したがって H_0 は採択され，母分散は等しいといってよい．

❸ t 検定の実施

条件①，②がクリアできたので，t 検定を実施してみよう．

$$n_1 = n_2 = 5, \quad \hat{\sigma}_1^2 = 6.5, \quad \hat{\sigma}_2^2 = 4$$

より，

表 10-2　F 分布表（u=0.025）

$\nu_b \diagdown \nu_a$	1	2	3	4	5	6	7	8	9	10	15
2	38.506	39.000	39.165	39.248	39.298	39.331	39.355	39.373	39.387	39.398	39.431
3	17.443	16.044	15.439	15.101	14.885	14.735	14.624	14.540	14.473	14.419	14.253
4	12.218	10.649	9.979	9.605	9.364	9.197	9.074	8.980	8.905	8.844	8.657
5	10.007	8.434	7.764	7.388	7.146	6.978	6.853	6.757	6.681	6.619	6.428
10	6.937	5.456	4.826	4.468	4.236	4.072	3.950	3.855	3.779	3.717	3.522
15	6.200	4.765	4.153	3.804	3.576	3.415	3.293	3.199	3.123	3.060	2.862
20	5.871	4.461	3.859	3.515	3.289	3.128	3.007	2.913	2.837	2.774	2.573
25	5.686	4.291	3.694	3.353	3.129	2.969	2.848	2.753	2.677	2.613	2.411
30	5.568	4.182	3.589	3.250	3.026	2.867	2.746	2.651	2.575	2.511	2.307
40	5.424	4.051	3.463	3.126	2.904	2.744	2.624	2.529	2.452	2.388	2.182
60	5.286	3.925	3.343	3.008	2.786	2.627	2.507	2.412	2.334	2.270	2.061
120	5.152	3.805	3.227	2.894	2.674	2.515	2.395	2.299	2.222	2.157	1.945

u：上側確率，ν_a：分子の自由度，ν_b：分母の自由度
注）F 分布表に記載されていない自由度の限界値を求めるには，Excel 関数 F.INV.RT（u, ν_1, ν_2）を利用する

$$\hat{\sigma}^2 = \frac{(n_1 - 1)\hat{\sigma}_1^2 + (n_2 - 1)\hat{\sigma}_2^2}{n_1 + n_2 - 2} = \frac{4 \cdot 6.5 + 4 \cdot 4}{5 + 5 - 2} = \frac{26 + 16}{8} = \frac{42}{8} = \frac{21}{4} = 5.25$$

となる．これと $\overline{x}_1 = 11$，$\overline{x}_2 = 8$ を用いれば，t 値は以下のとおりとなる．

$$t = \frac{\overline{x}_1 - \overline{x}_2}{\sqrt{\hat{\sigma}^2 \left(\frac{1}{n_1} + \frac{1}{n_2}\right)}}$$

$$= \frac{11 - 8}{\sqrt{5.25 \times \left(\frac{1}{5} + \frac{1}{5}\right)}} = \frac{3}{\sqrt{5.25 \times \frac{2}{5}}} \fallingdotseq 2.070$$

一方，有意水準 $\alpha = 0.05$ とし，自由度が v のときの上側確率 u を与える限界値（$= t_u(v)$）が記載されている t 分布表（表 10-3）を用いれば，$t_{\alpha/2}(n_1 + n_2 - 2) = t_{0.025}(8) = 2.306$ なので，棄却域は $t < -2.306$ と $2.306 < t$ である．すると $-2.306 < 2.070 < 2.306$ なので，得られた t 値は棄却域に入らず，H_0 は棄却されない．つまり2つの湖の魚の体長には有意な差はない．

平均値の差が3cmもあるにもかかわらず，検定の結果「差はない」となったのはおかしいように思える．しかし，これは標本が小さく，分散が大きいために t 値が小さくなってしまったからである．検定とは，絶対的な真偽を証明する手段ではなく，手持ちの情報から推測する手段であるため，標本の大きさやばらつきに左右されてしまうのである．

表 10-3 t 分布表

v	u					
	0.1	0.05	0.025	0.01	0.005	⋯
1	3.078	6.314	12.706	31.821	63.657	
2	1.886	2.920	4.303	6.965	9.925	
3	1.638	2.353	3.182	4.541	5.841	
4	1.533	2.132	2.776	3.747	4.604	
5	1.476	2.015	2.571	3.365	4.032	
6	1.440	1.943	2.447	3.143	3.707	
7	1.415	1.895	2.365	2.998	3.499	
8	1.397	1.860	2.306	2.896	3.355	
9	1.383	1.833	2.262	2.821	3.250	
10	1.372	1.812	2.228	2.764	3.169	
⋮						

u：上側確率，v：自由度

③ 対応のある t 検定

このタイプの t 検定を行うには，対応のない t 検定と同様に正規性の確認を行うが，次に述べるように 2 群の差を 1 つの群として扱うため，2 群の等分散性の確認は不要である．

❶ 仮説を設定する

対応のある t 検定では，マッチングしてある標本 1 のケース i の値 x_{1i} と標本 2 のケース i の値 x_{2i} の差 $d_i(=x_{1i}-x_{2i})$ について検定を行う（図 10-2）．それに伴い，母平均 1 と母平均 2 の差を $\mu(=\mu_1-\mu_2)$ とすれば，仮説は次のとおりになる．なお，表現は異なるが，これら H_0，H_1 は対応のない t 検定の H_0，H_1 と同じ意味である．

$$H_0：\mu=0（母平均 1 と母平均 2 の差はない）$$
$$H_1：\mu\neq0（母平均 1 と母平均 2 に差はある）$$

❷ 検定統計量を求める

d_i の平均値を $\bar{d}$，不偏分散を $\hat{\sigma}^2$，$n=n_1=n_2$（マッチングしているので両標本の大きさは等しい）とすれば，t 検定統計量は次式で計算できる．なお，検定は「H_0（$H_0：\mu=0$）が成り立つと仮定したときの検定統計量の値」を想定しているため，$\mu=0$ と考えてよい．

$$t=\frac{\bar{d}-\mu}{\sqrt{\dfrac{\hat{\sigma}^2}{n}}}=\frac{\bar{d}}{\sqrt{\dfrac{\hat{\sigma}^2}{n}}}$$

❸ 棄却域を求める

t 統計量は t 分布に従うから，α を有意水準とすれば，両側検定のとき，棄却域は $t<-t_{\alpha/2}(n-1)$ と $t_{\alpha/2}(n-1)<t$ である．

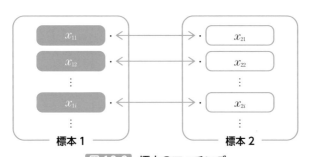

図 10-2 標本のマッチング

❹ 仮説の採択・棄却を判断する

t 値が棄却域に入っていなければ，H_0 は採択され，2 群の母平均に有意な差はないと判断する．逆に入っていれば H_0 は棄却されて H_1 が採択され，有意な差があると判断する．

> **例** 有酸素運動の効果を検証するため，無作為に選ばれた 10 人の被験者に 1 日 30 分間有酸素運動をしてもらい，6 ヵ月後に体重を測定した．その結果，表 10-4 の結果が得られた．30 分間の有酸素運動は体重を減少させる効果があるといえるか．

まず，両標本について Shapiro-Wilk 検定を実施したところ，正規性が確認された．次に，前後差の平均値 $\overline{d}$ と不偏分散 $\hat{\sigma}^2$ を求めたところ，

$$\overline{d} = \frac{1}{10}(9+6+2-1+2+0-3+5+3+7) = \frac{30}{10} = 3$$

$$\hat{\sigma}^2 = \frac{1}{9}\{(9-3)^2+(6-3)^2+(2-3)^2+(-1-3)^2+(2-3)^2$$
$$+(0-3)^2+(-3-3)^2+(5-3)^2+(3-3)^2+(7-3)^2\}$$
$$= \frac{36+9+1+16+1+9+36+4+0+16}{9} = \frac{128}{9} = 14.222$$

により，t 統計量は以下のとおりとなる．

$$t = \frac{\overline{d}}{\sqrt{\dfrac{\hat{\sigma}^2}{n}}} = \frac{3}{\sqrt{\dfrac{14.222}{10}}} \fallingdotseq 2.516$$

有意水準 $\alpha=0.05$ とすれば，t 分布表（表 10-3）より $t_{0.025}(9)=2.262$ だから，$t=2.516$ は棄却域に入る．よって H_0 は棄却され，2 群の母平均間に有意な差があるといえる．さらに $0<\overline{d}$（＝運動前の体重の平均値−運動後の体重の平均値）だから，運動後の方が体重が減少しており，有酸素運動は体重減少に効果があるといえそうだ．

表 10-4 有酸素運動前後の体重

被験者	A	B	C	D	E	F	G	H	I	J	平均
前の体重	65	82	39	48	51	77	49	62	70	93	63.6
後の体重	56	76	37	49	49	77	52	57	67	86	60.6

4　χ^2検定（独立性の検定）

χ^2（カイ二乗）検定にはさまざまな用途があるが，その一つに「2つの質的変数 x，y には関連があるか」についての検定（独立性の検定）がある（2つの量的変数の関係の検定には，相関分析を用いる）.

この検定はクロス表を元に実施される．x_i を x の i 番目の値，y_j を y の j 番目の値，o_{ij} を x_i かつ y_j の値をとるデータの度数，n を全度数とすれば，クロス表は表 10-5 のように作成できる.

o_{ij} は実際に観測された度数なので「観測度数」という．それに対し，次式で定義される e_{ij} を「期待度数」という.

$$e_{ij}=m_i \times \frac{n_j}{n}=n_j \times \frac{m_i}{n}$$

e_{ij} は，i 行目の全度数（$=m_i$）を，本来期待される比率（j 列目の全度数 / 全度数 $=n_j/n$）で分配したものである（行と列を入れ替えれば，j 列目の全度数（$=n_j$）を比率（$=m_i/n$）で分配したものに同じ）．もし x と y の間に関連がなければ o_{ij} は e_{ij} と一致するため，両者の差を検定統計量として検定ができる.

❶ 仮説を設定する

$H_0 : o_{ij}=e_{ij}$（x と y の間には関連がない，すなわち独立である）
$H_1 : o_{ij}\neq e_{ij}$（x と y の間には関連がある，すなわち独立でない）

表 10-5　x と y のクロス表

	y_1	y_2	$\cdots$	y_j	$\cdots$	y_J	計
x_1	o_{11}	o_{12}	$\cdots$	o_{1j}	$\cdots$	o_{1J}	$\sum_{j=1}^{J} o_{1j}=m_1$
x_2	o_{21}	o_{22}	$\cdots$	o_{2j}	$\cdots$	o_{2J}	$\sum_{j=1}^{J} o_{2j}=m_2$
$\cdots$	$\cdots$	$\cdots$	$\cdots$	$\cdots$	$\cdots$	$\cdots$	$\cdots$
x_i	o_{i1}	o_{i2}	$\cdots$	o_{ij}	$\cdots$	o_{iJ}	$\sum_{j=1}^{J} o_{ij}=m_i$
$\cdots$	$\cdots$	$\cdots$	$\cdots$	$\cdots$	$\cdots$	$\cdots$	$\cdots$
x_I	o_{I1}	o_{I2}	$\cdots$	o_{Ij}	$\cdots$	o_{IJ}	$\sum_{j=1}^{J} o_{Ij}=m_I$
計	$\sum_{i=1}^{I} o_{i1} =n_1$	$\sum_{i=1}^{I} o_{i2} =n_2$	$\cdots$	$\sum_{i=1}^{I} o_{ij} =n_j$	$\cdots$	$\sum_{i=1}^{I} o_{iJ} =n_J$	$\sum_{i=1}^{I} \sum_{j=1}^{J} o_{ij}=n$

❷ 検定統計量を求める

以上から，o_{ij} と e_{ij} の差をとって，全セルについて足し合わせれば検定統計量になると考えられる．ただ単に差をとるだけでは，正になる項と負になる項が出てきて打ち消し合うこともあるため，差を二乗する．さらに e_{ij} で割ることで標準化したものが，χ^2（検定）統計量である．

$$\chi^2 = \sum_{i=1}^{I} \sum_{j=1}^{J} \frac{(o_{ij} - e_{ij})^2}{e_{ij}}$$

❸ 棄却域を求める

χ^2 統計量は χ^2 分布に従う．χ^2 分布は，上の χ^2 統計量の定義式からわかるように 0 以上，つまり縦軸から右側しかない分布である（図 10-3）．自由度をパラメータとする分布であるが，独立性の検定における自由度は，度数 o_{ij} を表示しているセルの数 $I \times J$ の各項から 1 を引いた $(I-1) \times (J-1)$ である．そして α を有意水準とすれば，棄却域は $\chi^2_\alpha((I-1) \times (J-1))$ の右側の領域である $(\chi^2_\alpha((I-1) \times (J-1)) < \chi^2)$．

❹ 仮説の採択・棄却を判断する

χ^2 値が棄却域に入っていなければ，H_0 は採択され，2 変数には有意な関連はない．入っていれば，H_0 が棄却され，有意な関連があるといえる．

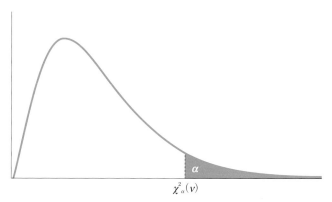

図 10-3 χ^2 分布

注）χ^2 分布は自由度 ν によって分布の形が変わる

例 工場排水と生物の関連を調べるために，工場排水で汚染されている湖から魚を 15 匹獲って調べたところ，12 匹に異常がみられた．一方，汚染されていない湖では 15 匹中，6 匹が異常であった．x を汚染の有無，y を異常の有無としてクロス表を作成すると表 10-6 のようになる．

表 10-6 クロス表の例

	y_1＝異常	y_2＝異常なし	計
x_1＝汚染	12 (9)	3 (6)	m_1＝15
x_2＝汚染なし	6 (9)	9 (6)	m_2＝15
計	n_1＝18	n_2＝12	n＝30

数値：観測度数 o_{ij}，（数値）：期待度数 e_{ij}

e_{ij} は次のように計算される．

$$e_{11}=m_1 \times \frac{n_1}{n}=15 \times \frac{18}{30}=9$$

$$e_{12}=m_1 \times \frac{n_2}{n}=15 \times \frac{12}{30}=6$$

$$e_{21}=m_2 \times \frac{n_1}{n}=15 \times \frac{18}{30}=9$$

$$e_{22}=m_2 \times \frac{n_2}{n}=15 \times \frac{12}{30}=6$$

これらにより，χ^2 統計量は以下のとおりとなる．

$$\begin{aligned}
\chi^2 &= \sum_{i=1}^{2}\sum_{j=1}^{2}\frac{(o_{ij}-e_{ij})^2}{e_{ij}} \\
&= \frac{(12-9)^2}{9}+\frac{(3-6)^2}{6}+\frac{(6-9)^2}{9}+\frac{(9-6)^2}{6} \\
&= \frac{9}{9}+\frac{9}{6}+\frac{9}{9}+\frac{9}{6} \\
&= \left(1+\frac{3}{2}\right) \times 2 \\
&= 5
\end{aligned}$$

表 10-7 χ^2 分布表（一部）

ν	u		
	0.1	0.05	0.025
1	2.706	3.841	5.024
2	4.605	5.991	7.378
3	6.251	7.815	9.348
4	7.779	9.488	11.143
5	9.236	11.070	12.833
6	10.645	12.592	14.449
7	12.017	14.067	16.013
8	13.362	15.507	17.535

ν：自由度，u：上側確率，数値：ν のとき u を与える χ^2 値（$=\chi^2_u(\nu)$）

　一方，有意水準 $\alpha=0.05$ とすれば，χ^2 分布表（表 10-7）より限界値は $\chi^2_\alpha((I-1)\times(J-1))=\chi^2_{0.05}(1)=3.841$ であり，棄却域は $3.841<\chi^2$ である．$3.841<5$ より，H_0 は棄却され，工場排水による水質汚染と魚の異常の間には有意な関連が認められた．また，汚染された湖の異常な魚の観測度数は期待度数より多いため（$e_{11}=9<12=o_{11}$），工場排水で水質が汚染されるほど異常が発生する可能性が高いといえよう．

　なお，χ^2 検定による独立性の検定はノンパラメトリック検定なので正規性や等分散性は必要としないが，近似手法のため度数が小さい場合には利用できない．具体的には，「期待度数 5 未満のセル数が，全体の 20 ％を超えない」（Cochran's rule）という制限がある．これを満たさない場合は，近隣のセルを合わせて期待度数を 5 以上にしたり，フィッシャーの正確確率検定（Fisher's exact test）に切り替えたりするなどの対策をとる必要がある．

参考文献 ───────────────────────────────

・総務省統計局：薬の効果を調べる．なるほど統計学園．https://www.stat.go.jp/naruhodo/15_episode/toukeigaku/kusuri.html（閲覧日：2023 年 7 月）

11 / 相関と回帰

I / 相関係数

1つのケースに対して1つのデータ x がある（例：魚 i に対して体重データ x_i がある）とき，データの傾向をつかむには度数分布表を作成するが，2つの量的データ x, y がある（例：魚 i に対して体重データ x_i と体長データ y_i がある）ときは，「散布図」を作成する必要がある（図 11-1）．

散布図とは，各ケースのデータ（x_i, y_i）を点として XY 平面上にプロットしたものである．一目で x と y の関係がわかるという長所がある一方，度数分布表と同様に煩瑣であり，主観によって関係の捉え方が異なるという欠点もある．これらの欠点を克服し，1つの数値によってデータを表現したい場合，度数分布表では代表値を用いたが，散布図では「相関係数」や「回帰係数」を用いる．

相関係数 r とは量的データ x と y の「直線関係」を示す指標で，次式で定義される．

$$r = \frac{\sum_{i=1}^{n}(x_i - \overline{x})(y_i - \overline{y})}{\sqrt{\sum_{i=1}^{n}(x_i - \overline{x})^2}\sqrt{\sum_{i=1}^{n}(y_i - \overline{y})^2}}$$

相関係数は $-1 \leq r \leq 1$ であり，符号と大小により7カテゴリに分類される（表 11-1）．符号が正であれば，x が大きいほど y は大きく，データの傾向は右上がりである（図 11-1 d→c→b→a）．逆に負であれば，x が大きいほど y は小さく，右下がりである（図 11-1 d→h→g→f）．また $|r|$ が1に近いほど相関は強く，データの分布は直線に近づき，0に近いほど相関は弱く，直線からは外れる．

例えば図 11-1 a を，ある湖で獲れる魚の体重 x と体長 y の関係を示した散布図とすれば，$r=0.9$ という数値は，xy 間には「正の強い相関」があり，重い魚ほど長いことを意味している．

なお $r=0$ は「相関がない」ことを意味するが，必ずしも「関係がない」ことを意味しない．例えば図 11-1 e は $r=0$ だが，xy 間には半円型の関係が

ある．相関係数はあくまで「直線関係」の指標であり，その他の関係の指標ではないからである．そのためデータ分析時は相関係数を算出するだけでなく，散布図を作成し，関係が本当にないかどうか確認することが重要である．

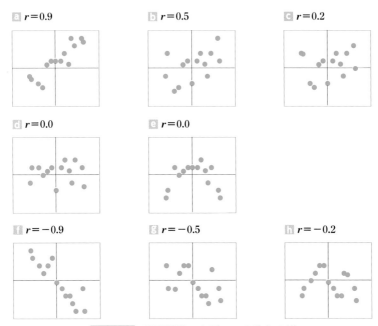

図 11-1 相関係数 r とデータの分布の例

注）横線は x 軸，縦線は y 軸である

表 11-1 相関係数の 7 つのカテゴリ

r の符号	x が大きいほど y は	データの傾向	r の大小	相関の強弱	データの分布
正	大きい	右上がり	$0.8 \leq r \leq 1.0$	強い	直線状
			$0.3 \leq r < 0.8$	中程度	やや直線状
			$0.0 < r < 0.3$	弱い	少し直線状
—	？	？	$r = 0.0$	なし	非直線状
負	小さい	右下がり	$-0.3 < r < 0.0$	弱い	少し直線状
			$-0.8 < r \leq -0.3$	中程度	やや直線状
			$-1.0 \leq r \leq -0.8$	強い	直線状

注）各カテゴリの限界値は，研究分野によって多少異なる

II 回帰分析

1 単回帰分析

　回帰分析は，量的変数 x，y について「x が y に与える影響を評価する」「y に影響を与える要因が x かどうか判断する」「x から y を予測する」ための統計手法である．この手法は，母集団において次の直線関係（回帰式，回帰モデルともいう）が成立している，という前提に基づいている．

$$y = a + bx$$

　x，y は変数であり，x は独立して自由に動くので「独立変数」，y は x の影響を受けて動くので「従属変数」という（x は y の動きを説明するので「説明変数」，y は回帰分析の目的となるので「目的変数」ともいう）．

　a，b は「回帰係数」という定数である．a は「切片」ともよばれ，$x=0$ のときの y の値を示す．一方，b は「傾き」ともよばれ，x が 1 単位増加するときの y の変量を表している．$b=0$ であれば，x がどう変化しても y には影響を与えられないので，x の y に対する影響力は 0 である．正であれば，x が増えれば y も増えるので，影響力は正である．逆に負であれば，影響力は負である．つまり b をみれば「x の y に対する影響力」がわかる．

　回帰分析の目的は「標本値（x_i，y_i）から，母集団の回帰係数 a，b を推定すること」であり，推定された回帰係数 $\hat{a}$，$\hat{b}$ は最小二乗法により次式で求められる．

$$\hat{a} = \overline{y} - \hat{b}\overline{x}$$

$$\hat{b} = \frac{\displaystyle\sum_{i=1}^{n}(x_i - \overline{x})(y_i - \overline{y})}{\displaystyle\sum_{i=1}^{n}(x_i - \overline{x})^2}$$

　なお，得られた b は x，y の大きさに左右されるため，その大小を評価しにくいことがある．例えば $b=1$ と $b=100$ では，後者の方が影響力が大きそうにみえるが，前者で $y=1$ 前後，後者で $y=1000$ 前後なら前者の方が影響力が大きいかもしれない．その場合は，「標準係数（標準化回帰係数）β」を用いる．これは，x と y をそれぞれ平均値 0，標準偏差 1 に標準化して計算した回帰係数であり，x と y の大きさに左右されないため，回帰係数の大小評価に適している．その絶対値は最大 1 前後になるため，1 に近いほど影響力は大きいと評価できる．

血圧 x の年収 y への影響力を調べるために，5人からデータを収集したところ，表11-2の結果が得られた.

表11-2 血圧と年収のデータ

血圧 x （mmHg）	年収 y （万円）
84	200
94	400
103	500
91	300
138	600

まず，表11-2から平均値を求めると，

$$\bar{x}=\frac{1}{5}(84+94+103+91+138)=102$$

$$\bar{y}=\frac{1}{5}(200+400+500+300+600)=400$$

となる．これらを用いて，

$$\hat{b}=\frac{\displaystyle\sum_{i=1}^{5}(x_i-\bar{x})(y_i-\bar{y})}{\displaystyle\sum_{i=1}^{5}(x_i-\bar{x})^2}$$

$$=\frac{(84-102)(200-400)+(94-102)(400-400)+(103-102)(500-400)+(91-102)(300-400)+(138-102)(600-400)}{(84-102)^2+(94-102)^2+(103-102)^2+(91-102)^2+(138-102)^2}$$

$$=\frac{(36+0+1+11+72)\times100}{324+64+1+121+1296}=\frac{12000}{1806}\fallingdotseq6.645$$

$$\hat{a}=\bar{y}-\hat{b}\bar{x}=400-6.645\times102=-277.790$$

が得られる．$0<\hat{b}$ だから，血圧は年収に対して正の影響力をもつ．つまり，血圧が高いほど年収は高くなる傾向がある．具体的には血圧が1mmHg上昇すると，年収は約6.645万円高くなる．さらに回帰式，

$$y=-277.790+6.645x$$

に任意の血圧 x を代入すれば，年収 y を予測できる．例えば血圧100mmHgのときの年収はほぼ，$-277.790+6.645\times100=386.710$（万円）である．

　このように回帰分析は計算できるが，計算が煩瑣であり，実際には統計ソフトを使うのが一般的である．表 11-2 のデータに対し統計ソフトを用いると，表 11-3 の出力が得られる（SPSS®の出力．統計ソフトにより表示は若干異なる）．

　表 11-3 🅐「モデルの要約」にある R^2（表中では「R2 乗」）は「y のばらつきのうち，x のばらつきで説明できる割合」または「y のふるまいが x によって説明できる割合」を示す指標である．R^2 は決定係数または説明係数とよばれ，大きいほど y が x によってよく説明できることを意味するが，1 を超えることはない（$0 \leq R^2 \leq 1$）．表では $R^2 = 0.797$ と 1 に近い値であるため，年収は血圧でよく説明できることがわかる．

　表 11-3 🅑「分散分析」は，回帰式の有効性を F 検定により検定した結果である[*1]．「有意確率」の数値が 0.05 を下回れば，有意水準 5 ％ で回帰式は

表 11-3　統計ソフトによる単回帰分析の例

🅐 モデルの要約

モデルの要約

モデル	R	R2 乗	調整済み R2 乗	推定値の標準誤差
1	.893[a]	.797	.730	82.19039

a. 予測値：（定数），血圧

🅑 分散分析

分散分析 [a]

モデル		平方和	自由度	平均平方	F 値	有意確率
1	回帰	79734.219	1	79734.219	11.803	.041[b]
	残差	20265.781	3	6755.260		
	合計	100000.000	4			

a. 従属変数 年収
b. 予測値：（定数），血圧

🅒 係数

係数 [a]

モデル		非標準化係数 B	標準誤差	標準化係数 ベータ	t 値	有意確率
1	（定数）	−277.741	200.666		−1.384	.260
	血圧	6.645	1.934	.893	3.436	.041

a. 従属変数 年収

有効である．表からその値を読みとると0.041なので，回帰式は有効といえる．

表11-3 **C** 「係数」における「血圧」行の「B」は，血圧の回帰係数の推定値，つまり $\hat{b}$ の値である．同じ行の「有意確率」は，「$H_0 : b=0$（血圧は年収に影響力をもたない）」についての t 検定の結果であり，値は0.041なので5％水準で H_0 は棄却され，$b=0$ ではないといえる．また「ベータ」は標準化回帰係数 β のことであり，その値が0.893と1に近いことから，血圧の影響力が大きいことがわかる．

このように，統計ソフトを使えば簡単に回帰分析ができるが，その際，次の3点に注意が必要である．一つは，回帰分析は相関分析と同様，あくまで「直線関係」を計算している，という点である．したがって回帰係数 b が有意でないというのは，「直線関係が認められない」という意味であり，他の関係（曲線関係など）がないとは限らない．また属性（男女，年齢など）ごとに層別化して回帰分析を行うと，関係性が見えてくる場合もある．そのため散布図で関係性を確認する必要がある．

次に，相関分析と回帰分析は似ているものの，前者は双方向，後者は一方向の関係についての分析である．相関分析の定義式においては，x と y を入れ替えても相関係数は変わらない（$r(x,y)=r(y,x)$）．これは式が x と y について対称的になっているからである．一方，回帰分析では，x と y を入れ替えると別の式になってしまう（$y=a+bx$ と $x=a+by$）．そのため自分が分析したいのは「x と y の相互関係」なのか，「x が y に与える影響」なのか，分析の前に明確にする必要がある．

最後に，「回帰分析は因果関係の分析ではない」ということである．これは，回帰式には因果関係の分析に必要な「時間的な前後関係」が含まれていないことによる．回帰分析でわかるのはあくまで「影響関係（y の分散は x の分散で説明できる）」であり，「因果関係（AがBを引き起こす）」ではない．ただ，前後関係を調べるにはコストがかかるし，影響関係が認められれば，因果関係を実証する強力な証拠にはなる．そのため研究では因果的な分析の代わりに回帰分析をすることが多いが，その限界には注意が必要である．

＊1：F 検定は「$H_0 : b_1=b_2=\cdots=b_p=0$」に対して行われ，これが棄却された場合，「$H_1 : b_1\neq0$ または $b_2\neq0$ または…または $b_p\neq0$」，つまり「回帰係数のうち0でないものがある」，すなわち「$x_i(i=1, 2, \cdots, p)$」のうち，y に影響力をもつものがある」ことになる．これが「回帰式が有効である」の意味である．なお単回帰では $p=1$ であるため，F 検定は「$H_0 : b=0$」についての検定，すなわち回帰係数についての t 検定と同じになる．実際，両者の有意確率は0.041と同じ値である．

② 重回帰分析

単回帰は影響力を分析する強力な手法ではあるが，現実の現象は複雑であり，1つの現象に対して多くの要因が影響を与えていることがしばしばである．そこで複数の独立変数を扱えるよう，単回帰を拡張した手法が「重回帰分析」である．回帰式は次のようになる．

$$y = a + b_1 x_1 + b_2 x_2 + \cdots + b_p x_p$$

重回帰分析においては，$b_i(i = 1, 2, \cdots, p)$ は「偏回帰係数」とよばれる．偏回帰係数 b_i は，単回帰と同様に x_i の増分に対する y の変量であり，絶対値が大きいほど x_i の y に対する影響力が大きく，正であれば正の，負であれば負の影響力があることを示している．

しかし単回帰とまったく同じではなく，違いもある．それは b_i が，x_i 以外の独立変数 $x_j(j \neq i)$ を一定の値に固定した際の y の変化量，つまり「x_i 以外の独立変数の影響を除去した（制御した）影響力」を表している点である．そのため，重回帰分析には次の例に述べるように，交絡の制御に利用できるという大きなメリットがある．

なお，独立変数が他の独立変数と強く相関している状態を多重共線性（multicollinearity）とよび，回帰係数の計算が不安定になるため，独立変数を選ぶ場合は強い相関のない組み合わせを選ぶ必要がある．

> **例** 単回帰の「血圧が年収に影響を与える」という結果は有意ではあったが，両者間に因果関係があるとは考えにくく，交絡が疑われた．つまり第三の要因「年齢」が存在し，それが交絡を引き起こしているため，見かけ上，血圧が年収に影響を与える「疑似相関」が起きていると考えられる（図 11-2）．

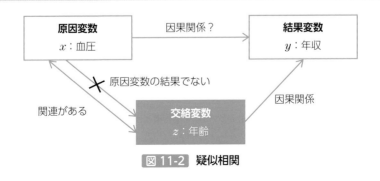

図 11-2 疑似相関

そこで交絡をコントロールするために，先の回帰モデルに年齢zを独立変数として加え（表11-4），重回帰分析を行った（交絡を統制する，という意味でzを「統制変数」ともいう）．

$$y = a + b_1 x + b_2 z$$

その結果，$R^2 = 0.981$であり，血圧と年齢の説明力が高いことが示された（表11-5 **a**）．単回帰では$R^2 = 0.797$だったので，年齢が追加されたぶん，R^2が上昇したことになる[*2]．また分散分析の有意確率は 0.019 であり，5%水準で回帰式の有効性が確認された（表11-5 **b**）．

さらに，偏回帰係数の有意確率（表11-5 **c**）をみると，血圧は 0.136と有意でないが，年齢は 0.048 と有意である[*3]．これにより，年齢を統制して交絡をコントロールすると，実は「血圧は年収に影響を与えておらず，年齢の方が影響を与えていた」ことがわかる．単回帰では独立変数が 1 個しかなかったので，血圧の影響力が過大に評価されていたのである．

表11-4 血圧，年収，年齢のデータ

	血圧 x（mmHg）	年収 y（万円）	年齢 z（歳）
	84	200	20
	94	400	30
	103	500	34
	91	300	26
	138	600	48
平均	102	400	32

---

*2： 重回帰分析では，独立変数が増えるほどR^2も増えるため，あまり独立変数が多いとR^2は常に 1 近辺の値となり，モデル評価の指標としての意味をなさなくなる．そのときは「調整済み R2 乗」の値をみるとよい．この指標は独立変数が増えたぶん，減らされるというペナルティが課されるため，独立変数が多い場合でも指標として利用できる．R^2と調整済みR^2の差が大きいときは，後者を利用した方がよい．

*3： 血圧も有意だった場合は係数を比較し，どちらがより影響力が強いのかを調べる．ただし，血圧と年齢は単位が違うので標準化係数で比較する．

表 11-5 統計ソフトによる重回帰分析の例

a モデルの要約

モデルの要約

モデル	R	R2 乗	調整済み R2 乗	推定値の標準誤差
1	.990[a]	.981	.962	30.96361

a. 予測値：（定数），年齢 , 血圧

b 分散分析

分散分析 [a]

モデル		平方和	自由度	平均平方	F 値	有意確率
1	回帰	98082.510	2	49041.255	51.152	.019[b]
	残差	1917.490	2	958.745		
	合計	100000.000	4			

a. 従属変数 年収
b. 予測値：（定数），年齢，血圧

c 係数

係数 [a]

モデル		非標準化係数 B	標準誤差	標準化係数 ベータ	t 値	有意確率
1	（定数）	288.321	149.860		1.924	.194
	血圧	−8.716	3.586	−1.171	−2.431	.136
	年齢	31.668	7.239	2.108	4.375	.048

a. 従属変数 年収

chapter 12 / 分析方法の選択

I / 群間比較

　これまで紹介してきた分析方法はほんの一部にすぎず，ほかにも多くの方法がある．それらのうち，群間比較に関する代表的な分析方法を図 12-1 にまとめた．

　「群間比較」とは，複数の母集団の平均値または分布に有意な違いがあるかどうか検定する分析を指す．このカテゴリの検定法は，大きく**パラメトリック検定**〔母集団が何らかの分布（通常，正規分布）に従う場合に使える検定〕と，**ノンパラメトリック検定**（どんな母集団にも使える検定）に分かれる．一般にパラメトリック検定の方が検出力が高いため，間隔尺度や比例尺度の場合はパラメトリック検定を用いるが，正規性が確認されなければ用いるべきではない（順序尺度の場合は無条件にノンパラメトリック検定となる．また質的尺度の場合は，そもそも平均値などの量的な差が定義できないため，群間差の検定自体行うことはできない）．

　まず**パラメトリック検定**は，大きく t **検定**と**分散分析**に分かれる．比較する群の数が 2 個の場合は t 検定，3 個以上の場合は分散分析を用いる（分散分析は 2 個の場合にも利用できるが，その結果は t 検定と同じになるため，よりシンプルな t 検定の方を用いる）．

　t **検定**は，すでに示したように 2 群の平均値の差を検出する検定法である．2 群間に対応がない場合は，等分散性が確認できれば（対応のない）t 検定を行い，確認できなければ Welch の t 検定を行う（等分散性のある場合でも Welch の t 検定は利用できるので，等分散性を確認せずに Welch の t 検定を行ってもよい）．一方，対応がある場合は等分散性の確認は不要であり，そのまま対応のある t 検定を行う．

　分散分析（analysis of variance：ANOVA）は，分散を用いて複数の群の平均値の間に有意差があるかどうかを検出する検定法である．複数群の検定には t 検定をくり返すことも可能ではあるが，検定の過誤を犯す確率が大きくなるため，一度に複数群の検定ができる分散分析がファーストチョイスになる．

　対応がある場合は，反復測定分散分析を行う．「反復測定」というのは，

151

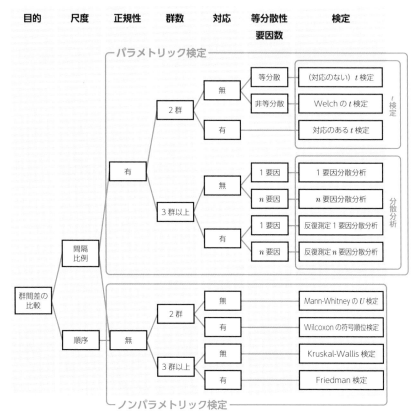

目的	尺度	正規性	群数	対応	等分散性 要因数	検定

図 12-1 群間比較のための分析方法

注）厳密には，分散分析においても等分散性の検定が必要である（ルビーン検定やハートレイ検定など）．等分散でない場合，Welch の検定（1 要因の場合のみ），対数変換，ノンパラメトリック検定のどれかを行う．

投薬の前後など同一の対象者に対して反復して測定することを意味するが，対応があれば特に同一対象者でなくてもよい．

　なお，t 検定は 1 要因の分析しかできないが，分散分析は複数の要因を分析することができる．例えば，投薬の効果を調べたい場合で，「投薬の有無」だけでなく，「性別」という別要因の影響も同時に調べたいときは，t 検定では対応できないため 2 要因分散分析を用いる必要がある．

　次に，**ノンパラメトリック検定**のうち対応がない 2 群の差の検定には，**Mann-Whitney（マン・ホイットニー）の U 検定**（Wilcoxon の順位和検定，Mann-Whitney・Wilcoxon 検定ともいう）を用いる．これは「（対応の

ない）t 検定」に相当する検定法である．一方，対応がある 2 群の差の検定には，**Wilcoxon（ウィルコクソン）の符号順位検定**（符号付順位検定，符号順位和検定，符号付順位和検定ともいう）を用いる．これは，パラメトリック検定では「対応のある t 検定」に相当する．

　また対応がない 3 群以上の差の検定には，**Kruskal-Wallis（クラスカル・ウォリス）検定**を用いる．これは「分散分析」に相当する検定法である．そして対応がある 3 群以上の差の検定には，**Friedman（フリードマン）検定**を用いる．これは「反復測定分散分析」に相当する方法である．

　なお，これらのノンパラメトリック検定は，各群の平均値の差ではなく「分布そのものの差」を検定している（帰無仮説は「各群の分布は等しい」）．そのため論文執筆の際は，（パラメトリック検定では各群の平均値を記載するのに対し）分布の代表値として中央値を記載した方がよい．

Ⅱ　2 変数の関連

　2 変数の関連を分析する際，よく使われるのが**相関分析**と **χ^2 検定**である（図 12-2）．相関分析には，（Pearson の）**積率相関係数**を用いるものと，（Spearman または Kendall の）**順位相関係数**を用いるものの 2 種類がある．前者は先に説明した相関分析であり（p.141），2 変数が連続変数（比例尺度または間隔尺度），かつ正規性がある場合に利用できる．正規性がない場合，または 1 個以上の変数が順序尺度の場合は後者の順位相関分析を行う．

　順位相関係数には **Spearman（スピアマン）**と **Kendall（ケンドール）**の 2 種類がある．前者は 2 変数の順位を用いて積率相関を計算した係数であり，後者は 2 変数ペアの大小関係の一致度を用いて計算した係数である．どちらを利用してもよいが，同一研究では同一の係数を一貫して利用する必要がある．

　一方，2 変数がともに名義尺度で対応がない場合は **χ^2 検定**を用いる．ただし χ^2 検定は近似手法であり，標本数が多い場合（期待度数が 5 未満のセルの数が全体の 2 割以内）のみ利用できる．そうでない場合は Fisher の正確確率検定を用いる．

　2 変数間に対応がある場合は，**McNemar（マクネマー）検定**を行う．この検定は，2×2 のクロス表で定義された検定統計量が χ^2 分布に従うことを利用しているため，やはり標本数が多い場合のみ利用できる．

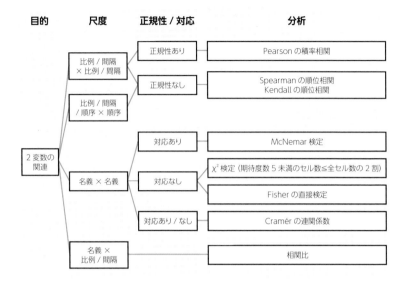

目的	尺度	正規性 / 対応	分析
	比例 / 間隔 × 比例 / 間隔	正規性あり	Pearson の積率相関
		正規性なし	Spearman の順位相関 Kendall の順位相関
	比例 / 間隔 / 順序 × 順序		
2 変数の関連		対応あり	McNemar 検定
	名義 × 名義	対応なし	χ^2 検定（期待度数 5 未満のセル数≦全セル数の 2 割）
			Fisher の直接検定
		対応あり / なし	Cramér の連関係数
	名義 × 比例 / 間隔		相関比

図 12-2 2 変数の関連を分析する方法

　Cramér（クラメール）の連関係数は 2 つの名義尺度の関連を測る指標である．相関係数と同じく最大値 1 に近いほど関連性は大きいが，最小値は−1 でなく 0 である．

　なお 1 変数だけが名義尺度で，もう 1 変数が量的変数（比例尺度または間隔尺度）の場合は，指標として**相関比**が利用できる．相関比もまた，最大値 1 に近いほど関連は大きく，最小値 0 である．

III 影響

　x が y に与える影響を分析する手法としては，大きく分けて，回帰分析（ロジスティック回帰分析，ダミー変数による回帰分析を含む広義の回帰分析），数量化I類，共分散構造分析がある（図 12-3）．

　（狭義の）**回帰分析**は，調べたい関係が 1 つのみであり，x, y が比例尺度，間隔尺度または順序尺度であり，残差（標本値と予測値の差 $e = y - \hat{y}$）が正規分布に従う場合に利用できる．

　残差が正規分布に従わない場合でも，変数変換（対数変換など）を行うことで正規性を獲得できれば，回帰分析は可能となる．また，y を名義尺度化

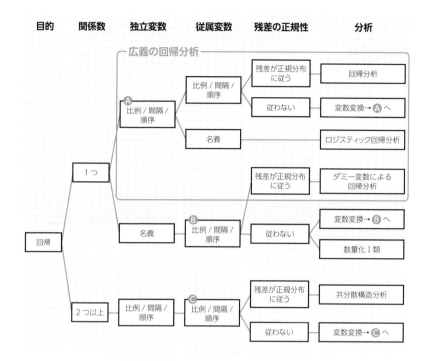

図 12-3 回帰関係を分析する方法

注）回帰分析を行うには残差の正規性のほか，等分散性（残差の分散は一定），独立性（データは互いに影響を与えない）の確認が必要であるが，複雑になるためここでは正規性だけをとりあげた．

できれば，ロジスティック回帰分析にもち込むこともできる．**ロジスティック回帰分析**は，y が名義尺度（主に 0 または 1 の値をとる 2 値変数．例：死亡・生存，疾患あり・なし）のときにも利用できるよう，回帰分析を改良したものである．

　一方，x の方が名義尺度の場合は，**ダミー変数による回帰分析**が利用できる．例えば性別の影響力を調べたい場合は，$x=0$ を男性，$x=1$ を女性と定義したダミー変数 x を独立変数とすればよい．ただ，この場合も残差が正規分布に従う必要があり，従わない場合は変数変換（対数変換など）をするか，**数量化Ⅰ類**を行う．

　調べたい関係が複数あり（$x \to y \to z$ と x, $y \to z$ など），使用変数がすべて比例尺度，間隔尺度または順序尺度であり，残差が正規分布に従う場合は，**共分散構造分析**を行う．この手法は回帰分析を複数組み込んだものであるが，一度に複数の回帰式を処理できるメリットがある．

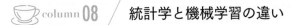

column 08 / 統計学と機械学習の違い

　以上，数章にわたって統計学について説明したが，統計学と似た学問に「機械学習」がある．機械学習は人工知能の一分野で，事前にコンピュータにデータを学習させたうえで，データに隠れているルールやパターンを発見させる手法である．

　統計学も機械学習もデータに対して数理処理を行い，知見を引き出す点では同じである．また，機械学習は統計学の知見を利用しており，両者は重なっている部分がある．しかし，目的においては大きな違いがある．

　統計学の主目的は「探究・説明」である．統計学ではある事象の背後にある法則を探究し，説明する（例：疫学調査によりがんの危険因子を同定する）．一方，機械学習の主目的は「予測・判別」である（例：臨床データからがん発症リスクや再発確率を予測する，精神科病院退院後の自殺・自傷確率を予測する，CT，MRI，内視鏡などの医療画像から悪性腫瘍を自動的に検知する，スマートウォッチを用いて心房細動などの不整脈を検出する）．

　自分が行いたいのは探究・説明なのか，予測・判別なのか，研究の構想段階であらかじめ明確にしておく必要がある．統計学の場合はSPSS®やSAS®，Excel，HAD，Rなどの統計ソフトが第一選択となり，機械学習を行う場合はPythonやRが第一優先となる．

　SPSS®とSAS®は多くの分野で多く用いられている統計ソフトであり，オプションで予測・判別にも対応しているが，元が統計ソフトであるため限界がある．Excelは統計ソフトではないが，統計関数や統計分析ツールを使えば，t検定や回帰分析などの簡単な統計分析が可能である．HADはExcel上で走る統計プログラムであり，SPSS®に匹敵するほど多くの統計分析が無料で実行できる．なおExcelもHADも探究・説明用のツールであり，予測・判別にはほとんど対応していない．

　一方，Rは統計ソフトではあるが，世界中のユーザーが作成したさまざまなパッケージが利用できるため，探究・説明だけでなく予測・判別にもよく対応している．GUIが貧弱，データ構造が複雑というデメリットはあるが，無料というメリットもあり学んでおいて損はないだろう．

chapter 13 / 論文の基本構成と執筆方法

I 研究成果を公表する意義

　どんなに素晴らしい研究を行ったとしても，研究成果を公表しなければ，その研究が他者に知られることはない．研究の趣旨に賛同し協力していただいた調査協力者に感謝の意を示すという意味でも，研究成果をまとめて公表するのは重要なことである．

　研究成果の発表手段は主に学術論文であるため，研究成果を論文としてとりまとめ，広く公開する必要がある．論文の公開によって，研究成果が他者に共有され，新しい知識が共有の財産として蓄積・活用されることとなる．

II 学術論文の書き方

　chapter 03 で述べたように，多くの学術雑誌では IMRAD 形式で論文が構成されている（表 13-1）．これらの構成要素のうち，「タイトル」「緒言」「対象と方法」については chapter 05 の「研究計画書」ですでに記載しているため，それを活用しながら論文を書き進めることができる．

　次に，論文の各構成要素と論文の執筆方法について具体的に説明する．

表 13-1 **論文の構成要素**

タイトル Title
要旨 Abstract
緒言 Introduction
対象と方法 Materials and Methods
結果 Results
考察 Discussion
結論 Conclusion
謝辞 Acknowledgement
文献 References

1 タイトル

　タイトルは論文の内容を一行で端的に表したものであり，タイトルが長くなる場合はサブタイトルを設ける．「○○に関する研究」のような抽象的な表現は避け，「○○が△△に与える影響」「○○が△△に及ぼす影響」「○○とその関連要因」「○○を規定する要因の検討」のように，なるべく具体的に記述する．なお，字数に余裕がある場合は，「○○を対象としたランダム化比較試験」「○○における前向きコホート研究」「○○の事例検討」のように，研究デザインをタイトルに含める場合もある．

2 要旨

　要旨は論文の内容を包括的に要約したものであり，400〜600字程度でまとめる．具体的には，研究の背景や目的，研究方法，結果，結論，今後の課題・提言などを簡潔に記述する．要旨を読み，その論文が自分の研究に関係するものであるのか，論文の内容をさらに深く読む必要があるのか判断されるため，本論文の要点を簡潔かつ，わかりやすく記述する必要がある．

3 緒言

　緒言には，なぜこの研究に取り組もうと考えたのか，研究の背景や動機について記述する．また，先行研究を紹介したうえで，すでに明らかになっている事実や，これまでの研究で明確にされていない事項，先行研究で解決されていない問題，先行研究の不十分な点などを説明する．そして，なぜこの研究を行う必要があるのか，研究を行うことで何がもたらされるのかなど，研究の必要性や重要性について示す．さらに，この研究で新たに何をどこまで明らかにするのか，研究の目的や研究範囲，研究のオリジナリティについて説明していく．このように緒言では，研究の背景や先行研究の課題などを示しながら，自然な流れで少しずつ研究目的につなげていくとよい．

> **例** **緒言の記載例1**
>
> 　○○年代以降，わが国においては××が社会問題化している．なかでも（とりわけ／特に）△△は深刻であり，早急な解決が求められている（喫緊の課題である）．△△についてはこれまでにいくつかの研究が行われており，□□に対して調査したAの報告によれば，▽▽であることがわかっている．しかし，◎◎に対する調査はほとんど行われておらず（十分に検討されておらず／研究の蓄積が少なく），実態は不明である．

◎◎を解明することは▼▼するうえで極めて重要であると考えられる（▼▼するためには◎◎の解明が不可欠である）．そのため，本研究では◎◎を対象に◇◇調査を実施し，◆◆を明らかにすることを目的とする．

例 緒言の記載例 2

○○領域における△△は長年の課題であったが，▽▽の難しさにより，根本的な解決策は提示されてこなかった．だが近年，▲▲領域においては××を利用すれば▽▽を回避（抑制）できるという新たな知見が得られ，解決の糸口がみえてきた．そこで本稿では，××を利用した△△の解決策を提示し，さらにこの解決策を□□に対して適用（実施）することにより，その有効性を検証する．

例 緒言の記載例 3

○○研究における X は，20 世紀初頭の A まで遡れる歴史的かつ重要なテーマである．ただ A は X が成り立つと主張する一方，20 世紀後半には B らが X は成り立たないと反論し，現在においても論争が続いている．ここまで論争が長引いた一因としては，X へのアプローチが適切ではなかったことが指摘されている．そこでこの論文では，新たに△△アプローチを採用したうえで，□□を対象として◎◎調査を行い，X の真偽を検討する．

注）これらは記載例であり，研究分野や研究目的，研究内容によって記述方法が異なる．緒言を書く際にはお手本となる論文（査読付き論文）を参考にすることが重要である．お手本となる論文を読むことで，論理構成や論理展開の方法を学ぶことができる．

④ 対象と方法

誰を対象に調査や実験を実施したのか，研究対象者の情報を示すとともに，調査の実施期間についても記載する．また，第三者が再現して妥当性を検証できるように，調査方法や研究デザイン，調査内容についても詳しく記述する．さらに，サンプルサイズの根拠も記述した方がよい（**コラム 5** 参照）．

論文の中で使用した統計手法についても記載する．一般的に有意水準は0.05（＝ 5%）として設定することが多いが，研究の分野や対象・目的によって異なるため，本研究における有意水準を記載する．さらに，本研究で使用した統計ソフトの名称やバージョンを記載する．例えば，「統計解析には，IBM SPSS® Statistics Ver.23.0 を使用した」のように記す．

既存の尺度を用いた場合は，尺度の名称を記載する．記載例は次のとおりである．

> 本研究では〇〇らが作成した△△尺度を使用し，□□を測定した．質問項目は▲項目であり，「全くあてはまらない（1点）」から「非常にあてはまる（5点）」の5件法で回答を求めた．なお，この尺度は項目の得点が高いほど×××が高いことを示している．

また，倫理的配慮についても記載する．記載例は次のとおりである．

> 本研究は〇〇大学倫理審査委員会の承認を得て実施した（承認番号：〇〇〇〇，承認日20〇〇年〇月〇日）．すべての対象者に，本研究の目的や意義，調査への不参加による不利益がないこと，調査への参加は自由意志であることについて口頭および文書にて説明を行い，同意が得られた者に対して調査票を配布した．調査票は無記名で回答を求め，個人が特定されないよう配慮した．

⑤ 結果

回収数や有効回答率について記述する．詳細な分析結果を記述する前に，分析対象者の基本属性（性別，年齢，収入，居住地域，職業など）に関する記述統計を示す．次に検定の結果など，本研究における分析結果を記載する．検定結果を書く場合は，「〇〇の効果を確認するため，△△検定を行った」というように，検定の目的を具体的に記述する．重要な分析結果については図表を作成し本文の中に示す．図表は本文で記述した順に通し番号を振り（表1，表2，表3など），できるだけ簡潔でわかりやすいタイトルをつける．図のタイトルは図の下，表のタイトルは表の上に記す．あくまでも，結果には図表やデータから読みとれることだけを記述し，解釈は考察で記述するようにする．なお，統計的概念を示す記号（M, SD, t, F, p, ns, r, R^2 など）や変数・定数（x, y, a, b など）はイタリック体を用いる．

> **例　検定結果の書き方**
> 喫煙群と非喫煙群の血圧の平均値に差があるかを調べるために，t検定を行った結果，有意差が認められた（$t(8)=3.361$, $p=.010$）．

⑥ 考察

　結果に対する解釈を行う部分であり，結果から新たに判明したことや，推測・推察されることを記述する．当然ではあるが，事実と推測は区別して書き分け，研究目的と関係ないことや結果で示していないことは考察で論じないようにする．

　考察は自分の考えや意見を述べる部分ではあるが，思い込みは排し，先行研究や公文書など客観性の高い情報と照らし合わせながら，論理的かつ簡明に記述する必要がある．自分や自分の研究について何も知らない海外の人に読んでもらうような心構えで書くとよい．考察に含めるとよいポイントとしては次のものがある．

❶ 目的と結果の照合

　緒言で示した研究の目的やリサーチクエスチョンを再度提示し，得られた結果によりそれらがどう実現・解決されたかを記述する．この点を明らかにするために研究を行うのであるから，考察には必ず含めなければならない．例えば，仮説探索型研究であれば，「バーンアウトの発症にどのような要因が関係しているのかを探るという目的に対し，インタビュー調査を行った結果，ソーシャルサポートの有無や，業務量，経験年数，スタッフ間の人間関係，患者からの暴言や暴力，本人の性格がバーンアウトの発症に関連していることが明らかとなった」のように記述する．

　仮説検証型研究であれば，「経験年数の短い看護師はバーンアウトを発症しやすいという仮説は，質問紙調査により支持され，経験年数が短いとバーンアウト発症のリスクが高いことが示唆された」とする．

❷ 結果に対する説明・解釈

　なぜそのような結果になったのか，本研究で得られたデータや先行研究などに基づいて理由を説明する．仮説検証型研究の場合，仮説が支持されたのであれば，なぜ支持されたのか，支持されなかった場合はなぜ支持されなかったのか，考えられる理由を述べる．例えば，前述のバーンアウトの例の場合，次のような説明・解釈が考えられる．「経験年数の短い看護師はバーンアウトを発症しやすいことが示されたが，経験年数の短い人はストレスへの対処能力が低いためバーンアウトしやすいと考えられる．また，経験が浅い者は仕事に対して高い理想と期待をもつ傾向があり，理想と現実のギャップからバーンアウトしやすいとも考えられる．」

❸ 結果と先行研究との照合

　本研究の結果と先行研究との整合性を説明する．本研究の結果が先行研究と合致している場合は，「本研究の結果は○○の研究と一致した」「本研究の結果の妥当性が補強された」などと記述する．先行研究の内容と合致していない場合は，「本研究の結果は○○の研究と△△△という点で相違があった」のように記述する．また，合致しない理由（標本サイズや選択／除外基準の違い，データ収集・分析方法の違いなど）や，本研究の結果の妥当性（先行研究は○○○○という問題があるため，本研究の結果の方が妥当であるなど）を考察する．

❹ 結果からの推察

　結果から推察，推測できることを述べる（例：看護師として経験を積むことで，ストレスへの対処能力やストレス耐性が高まり，また，経験を積むことで現実に即した期待水準を設定できるようになり[1]，バーンアウトのリスクが低減すると推察される）．

❺ 本研究の意義

　以上の考察を踏まえ，本研究が与える理論的または実践的意義について述べる．前者については，既存研究の空白をどのように埋めることができたのか（先行研究で明らかにされていない事柄のうち，本研究はどの事柄をどのように明らかにしたのか），また，研究領域・分野における新規性・創造性について記述するとよい（例：本研究は，これまで研究対象とされていなかった発展途上国の看護師を対象とした点に新規性がある）．後者については，社会的な問題の解決や改善に結びつくことを述べるとよい（例：経験年数の短い看護師に対する早期の予防的介入により，看護師のメンタルヘルス不全を回避し，早期離職を防ぐことができるであろう）．また，本研究の優れている点（例：悉皆調査である，エビデンスレベルの高い研究デザインを採用している，観察期間が長期にわたっている，主観ではなく客観的数値を用いてデータを収集している，外的妥当性[*1]が高く，研究結果を一般化できる）を記述し，本研究の意義や価値を主張する．

＊1：外的妥当性が高いとは，別集団に対して同様の研究を行っても，同様の結果が得られること，つまり一般化できることを意味する．

❻ 本研究の限界や残された課題

　本研究の限界や課題，弱点を記述することで，筆者がそれらを客観的に捉え，理解しているということが読者や査読者に示され，結果として研究の信頼性や価値を高められる．限界・課題については，① 標本に関すること（例：回収率が低く，サンプルサイズが不十分である．研究対象が限定され標本に偏りがあるため，研究結果の一般化には慎重になる必要がある）や，② 質問文に関すること（例：天井効果・床効果が発生している），③ 研究デザインに関すること（例：横断的研究は時間的な前後関係が不明なため因果関係が推定できず，得られた結果に対する解釈は慎重に行う必要がある），④ 交絡因子について（例：交絡因子が適切に調整されていない）などがある．

❼ 研究の方向性や提言

　考察の最後には次の研究の方向性や社会への提言について記述する．具体的には別対象への再調査（例：今回は都市部を対象としたが，将来は農村部を対象とする），研究デザインの改良（例：症例報告を横断的研究へ変更，横断的研究を前向きコホート研究や RCT へ変更），社会への提言（本研究の結果を医療機関にフィードバックすることで，医療の質の向上に寄与することができるなど，本研究の成果がどのように社会問題の解決や医療の発展に寄与するのかについて述べる）などがある．

7　結論

　本研究で明らかとなったことを包括的かつ端的に示す．結論は研究目的と対応している必要がある．

8　謝辞

　調査協力者や論文執筆に貢献してくれた人に対して感謝の意を記す．

9　文献

　論文の中で引用した文献を示す．文献の記述方法には，主にハーバード方式（引用箇所に著者名と発行年を記述する）とバンクーバー方式（引用箇所に文献の連番を振る）の 2 種類があるが，引用の記載方法は論文の投稿先によって異なるため，学術雑誌の投稿規定に則って記述する（表 13-2）．

表13-2 日本看護科学会誌 投稿規定

13. 文献
(1) 文献については，本文中に著者名，発行年次を括弧表示する．なお，［翻訳書］を引用する場合で，それを本文中に表示する場合は，原著者名（原書の発行年次／訳書の発行年次）と表示する．
(2) 文献は著者名のアルファベット順に列記する．但し，共著者含めて3名まで表記する．外国人著者の名前は，「姓（フルスペル），名（イニシャル）.」で記載する．
例）Benner, P. Orem, D. E.
(3) 文献の記載方法は下記に従う．原則としてPublication Manual of the American Psychological Association (6th edition) に従う．
[雑誌掲載論文]
・著者名（発行年次）：論文の表題，掲載雑誌名，号もしくは巻（号），最初のページ数 - 最後のページ数
※日本語雑誌名は医中誌略誌名（医学中央雑誌刊行会）に，国際雑誌名はIndex Medicus（アメリカ国立医学図書館）のタイトル略記（NLM Title Abbreviation）の所載に従う．ただし，両データベースに収録されていない場合は，雑誌のフルタイトルを表記する．
[単行本]
・著者名（発行年次）：書名（版数），出版社名，発行地
・著者名（発行年次）：論文の表題，編者名，書名（版数），ページ数，出版社名，発行地
[翻訳書]
・原著者名（原書の発行年次）／訳者名（翻訳書の発行年次）：翻訳書の書名（版数），出版社名，発行地
[オンライン版で，DOIのない場合]
・著者名（年号）：論文タイトル，収載誌名，巻（号），開始ページ－終了ページ，URL
[オンライン版で，DOIのある場合]
・著者名（年号）：論文タイトル，収載誌名，巻（号），開始ページ－終了ページ，doi：DOI番号
[Webページなど，逐次的な更新が前提となっているコンテンツを引用する場合]
※出版データのあとにカッコで括って検索日を記載する．
・Webページの場合
サイト名：タイトル，Retrieved from: http://….（検索日：XXXX年XX月XX日）

（日本看護科学学会：日本看護科学会誌投稿規程．https://www.jans.or.jp/modules/publications/index.php?content_id = 5（閲覧日：2023年7月）より転載）

III 引用義務と引用の方法

1 引用の必要性

　研究活動とは，「先人達が行った研究の諸業績を踏まえた上で，観察や実験等によって知り得た事実やデータを素材としつつ，自分自身の省察・発想・アイディア等に基づく新たな知見を創造し，知の体系を構築していく行為である（強調は引用者）」[2].

　そのため論文執筆を行う際は，第一に先行研究を踏まえる必要がある．例えば「緒言」では，先行研究で明らかになっていることや，未検証の課題などを紹介したうえで，自分の研究の必要性や独自性・新規性を示すが，その際，先行研究から適宜引用することにより具体的な説明が可能になる．また「考察」では，結果を先行研究と比較して自説を補強したり，先行研究に対し自分がどのような新たな知見を加えたかを示したりするが，その際にも文脈に沿った引用を加えれば，論文の説得力や妥当性を高めることができる．

2 引用義務とは

　論文執筆においては，自分が書いた文章と他人が書いた文章は明確に区別する必要がある．他人が書いた文章を自身の論文で使う場合は必ず文献を引用するとともに，引用した文献の出典（出どころ）を正しく明示する必要がある（引用義務）．他人が書いた文章を出どころを示さずに自分が書いたものとして使用するのは盗用であり，著作権法違反である（論文も知的財産であり，著作権法で保護されている）．論文を執筆する際には引用ルールについての正しい理解が求められる．

3 直接引用と間接引用

　引用の方法には「直接引用」と「間接引用」がある．直接引用は原典から抜き出した内容を一重鉤括弧（「　」）で囲み，一字一句改変せずそのまま引用する．バンクーバー方式（引用箇所に文献の連番を振る）の場合は「　」の最後に引用文献の連番をつける．

　直接引用する場合は，○○は「……」と述べている，○○によると「………」と指摘している，○○は次のように論じている，のように引用元の文章が一目でわかるように記述するとよい．直接引用を行う場合は長文の引用は避け，多くても2〜3行にする．やむを得ず長文を引用する場合は，

引用する文章の前後に 1 行スペースを空け段落全体を字下げし，本文と区別する（段落引用，ブロック引用）.

　直接引用は，引用文献の内容を正確に記載できるメリットがある反面，引用が長くなりがちなうえ，文章中にそのまま引用することが難しい場合があるというデメリットもある.

例　直接引用の例

　　令和 3 年版高齢社会白書によると，「我が国の総人口は，長期の人口減少過程に入っており，令和 11 年に人口 1 億 2,000 万人を下回った後も減少を続け，令和 35 年には 1 億人を割って 9,924 万人となり，令和 47 年には 8,808 万人になると推計されている」[3].

　一方，間接引用は引用元の記述内容（意見・主張など）を正確に理解したうえで，著者の意図を変えないように自分の言葉で要約することである.

引用元 [4]

　　1970-2000 年の全期間についてみると，合計出生率低下（2.138 →1.386）0.748 の過半 56.7% はコーホートの初婚水準低下（非婚化）によるものであり，13.5% が初婚期の遅れ（晩婚化）による. また，24.5% は既婚出生率水準低下（生涯既婚出生率低下）により，5.3% が既婚出生期の遅れによるものである. したがって，結婚の要因と夫婦出生率の要因の寄与量の比率は 7:3 である.

　　したがって，少子化対策においては，晩婚化・非婚化に対する対策だけでなく，夫婦の出生率に直接関わる条件についての政策の重要性が改めて明らかにされた.

例　間接引用の例

　　廣嶋によれば，1970〜2000 年の期間中の出生率の低下は，56.7% が非婚化，13.5% が晩婚化，24.5% が既婚出生率の低下，5.3% が既婚出生期の遅れによって説明することができ，少子化対策は晩婚化・非婚化対策だけでなく，夫婦の出生率に直接関わる条件についての政策が重要であると指摘している [4].

また，複数の先行研究をまとめて間接引用する場合は次のように記述する．

> 看護師のバーンアウトに関する要因としては，月に 9 回以上の夜勤 [5]，患者の死の体験 [6]，仕事の曖昧さ [7] などがあげられる．

　間接引用は，文脈に合致した内容や適切な長さで引用できるというメリットがある反面，自分の解釈で引用文献の内容を歪めかねないというデメリットがある．

4 主従関係の明確性

　引用にあたっては，主従関係を明確にすることも必要である．「主従関係が明確である」とは，「自分の文章が主，引用部分が従という形で引用されている」ことである．この条件を満たすには，自説を補強するために引用文献を使い，さらに引用部分を本文より短くすることが求められる．

5 孫引きの禁止

　「孫引き」とは，「文献 A を引用する際，直接 A から引用するのでなく，A を引用している文献 B の文章をそのまま使うこと」であり，原則として禁止されている．なぜなら孫引きをすると，B によって解釈され歪められた A の言説を，あたかも A のオリジナルな言説のように扱ってしまうからである．例えば，

> **文献 A**：適度な飲酒は心臓疾患のリスクを下げる
> **文献 B**：A によれば，飲酒は健康によい

のように B が A を引用している場合，B をそのまま孫引きすると，それを読んだ人は「A は飲酒は健康によいと主張している」と受け止めてしまう．

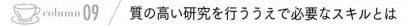

質の高い研究を行ううえで必要なスキルとは

　研究を行ううえで必要なスキルにはさまざまなものがあるが，代表的なものとしては論理的思考，英語，統計学，コミュニケーション，問題解決のスキルがあげられる．まず，研究が論理の塊である以上，論理的思考のスキル（論理的思考力）が必要なのはいうまでもないだろう．英語のスキル（英語力）が必要なのは，多くの先行研究が英語で書かれているからである．また，海外ジャーナルに投稿する場合は，英語で論文を書くのは必須である．さらに国際学会で発表する際は，スピーチや質疑応答も英語で行う必要がある．近年では翻訳サービスが充実してきているが，翻訳結果が自分の意図していたものと違うなど，翻訳の精度について不満をもつことも少なくない．自分で英文論文を読み書きできるように，少しずつ英語力を向上させていくことが必要であろう（筆者自身，まだまだ発展途上であるが…）．

　統計学のスキルが必要なのは，本書の後半が統計学の説明に割かれていることからも理解できるだろう．実際，統計学のスキルがなければ量的研究はほぼ不可能であるし，質的研究の実施にも支障を来す可能性がある．目的にあった分析方法を選んだり，分析を実施したり，分析結果を読み解いて適切に解釈するなど，統計の実践的なスキルを磨く必要がある．

　コミュニケーションスキルも研究に不可欠である．なぜなら1人で研究をすることはまれであり，指導教官や共同研究者などとともに行うことが多いからである．また，研究内容によっては研究協力者（調査対象者など）も必要であり，彼らと良好な関係を維持しなくてはならない．自分の意見を的確に述べるスキルだけでなく，相手の考えや感情を的確に読みとるスキルなど，幅広いコミュニケーションスキルが要求されるのである．

　研究には問題解決の側面もある．自ら課題を発見し，課題を解決するための研究計画を立て，その計画に基づいて着実に実行し研究成果を得る，というプロセスは問題解決そのものともいえる．地道に問題解決スキルを磨くことが，研究能力の向上につながる．

　その他，保有していた方がよいスキルとしては，情報処理スキルがあげられる．プログラミングやデータハンドリングといった情報

処理スキルは，データベースやビッグデータを扱う場合は不可欠である．プログラムを組まずに手作業でデータベースからデータを取得したり，加工したりすることは事実上不可能だからである．

また，膨大な先行研究を読み込み，頭のなかで整理するためには，文章を素早く読んで内容を把握する読解力が必要である．さらに，研究成果を論文化するためには，論理的で説得力ある文章を作成するスキルも求められる．

以上，いろいろと述べてきたが，メンタルを一定に保ってコンスタントに研究を続けるスキルも非常に重要であると思われる．研究は精神の集中を余儀なくされる作業であり，精神疲労からメンタル不調になりやすい．そのため，自らメンタルをコントロールし，やりすぎでもやらなさすぎでもない一定の負荷・速度で研究をコツコツと続けるスキルが強く求められるのである．

引用文献

1) 久保真人：バーンアウト（燃え尽き症候群）—ヒューマンサービス職のストレス—. 日本労働研究雑誌, 49 (1)：54-64, 2007.
2) 文部科学省：研究活動における不正行為への対応等に関するガイドライン（平成 26 年 8 月 26 日 文部科学大臣決定）, p.4. https://www.mext.go.jp/a_menu/jinzai/fusei/index.htm（閲覧日：2023 年 7 月）
3) 内閣府：令和 3 年版高齢社会白書．p.3, 2021.
4) 廣嶋清志：近年の合計出生率低下の要因分解：夫婦出生率は寄与していないか？人口学研究, 26：1, 2000.
5) Suzumura H, et al：WORK-RELATED FACTORS CONTRIBUTING TOBURNOUT IN UNIVERSITY HOSPITAL NURSES. Nagoya Medical Journal, 49 (1)：1-15, 2007.
6) 福谷洋子ほか：看護師のバーンアウト傾向とストレスに関する検討．看護管理, 36：241-243, 2005.
7) 塚本尚子ほか：病棟の組織風土が看護職のバーンアウトに及ぼす影響についての検討．健康心理学研究, 20 (1)：12-20, 2007.

参考文献

・中村好一：基礎から学ぶ 楽しい学会発表・論文執筆，第 2 版，医学書院, 2021.

z	0.00	0.01	0.02	0.03	0.04	0.05	0.06	0.07	0.08	0.09
0.0	0.0000	0.0040	0.0080	0.0120	0.0160	0.0199	0.0239	0.0279	0.0319	0.0359
0.1	0.0398	0.0438	0.0478	0.0517	0.0557	0.0596	0.0636	0.0675	0.0714	0.0753
0.2	0.0793	0.0832	0.0871	0.0910	0.0948	0.0987	0.1026	0.1064	0.1103	0.1141
0.3	0.1179	0.1217	0.1255	0.1293	0.1331	0.1368	0.1406	0.1443	0.1480	0.1517
0.4	0.1554	0.1591	0.1628	0.1664	0.1700	0.1736	0.1772	0.1808	0.1844	0.1879
0.5	0.1915	0.1950	0.1985	0.2019	0.2054	0.2088	0.2123	0.2157	0.2190	0.2224
0.6	0.2257	0.2291	0.2324	0.2357	0.2389	0.2422	0.2454	0.2486	0.2517	0.2549
0.7	0.2580	0.2611	0.2642	0.2673	0.2704	0.2734	0.2764	0.2794	0.2823	0.2852
0.8	0.2881	0.2910	0.2939	0.2967	0.2995	0.3023	0.3051	0.3078	0.3106	0.3133
0.9	0.3159	0.3186	0.3212	0.3238	0.3264	0.3289	0.3315	0.3340	0.3365	0.3389
1.0	0.3413	0.3438	0.3461	0.3485	0.3508	0.3531	0.3554	0.3577	0.3599	0.3621
1.1	0.3643	0.3665	0.3686	0.3708	0.3729	0.3749	0.3770	0.3790	0.3810	0.3830
1.2	0.3849	0.3869	0.3888	0.3907	0.3925	0.3944	0.3962	0.3980	0.3997	0.4015
1.3	0.4032	0.4049	0.4066	0.4082	0.4099	0.4115	0.4131	0.4147	0.4162	0.4177
1.4	0.4192	0.4207	0.4222	0.4236	0.4251	0.4265	0.4279	0.4292	0.4306	0.4319
1.5	0.4332	0.4345	0.4357	0.4370	0.4382	0.4394	0.4406	0.4418	0.4429	0.4441
1.6	0.4452	0.4463	0.4474	0.4484	0.4495	0.4505	0.4515	0.4525	0.4535	0.4545
1.7	0.4554	0.4564	0.4573	0.4582	0.4591	0.4599	0.4608	0.4616	0.4625	0.4633
1.8	0.4641	0.4649	0.4656	0.4664	0.4671	0.4678	0.4686	0.4693	0.4699	0.4706
1.9	0.4713	0.4719	0.4726	0.4732	0.4738	0.4744	0.4750	0.4756	0.4761	0.4767
2.0	0.4772	0.4778	0.4783	0.4788	0.4793	0.4798	0.4803	0.4808	0.4812	0.4817
2.1	0.4821	0.4826	0.4830	0.4834	0.4838	0.4842	0.4846	0.4850	0.4854	0.4857
2.2	0.4861	0.4864	0.4868	0.4871	0.4875	0.4878	0.4881	0.4884	0.4887	0.4890
2.3	0.4893	0.4896	0.4898	0.4901	0.4904	0.4906	0.4909	0.4911	0.4913	0.4916
2.4	0.4918	0.4920	0.4922	0.4925	0.4927	0.4929	0.4931	0.4932	0.4934	0.4936
2.5	0.4938	0.4940	0.4941	0.4943	0.4945	0.4946	0.4948	0.4949	0.4951	0.4952
2.6	0.4953	0.4955	0.4956	0.4957	0.4959	0.4960	0.4961	0.4962	0.4963	0.4964
2.7	0.4965	0.4966	0.4967	0.4968	0.4969	0.4970	0.4971	0.4972	0.4973	0.4974
2.8	0.4974	0.4975	0.4976	0.4977	0.4977	0.4978	0.4979	0.4979	0.4980	0.4981
2.9	0.4981	0.4982	0.4982	0.4983	0.4984	0.4984	0.4985	0.4985	0.4986	0.4986
3.0	0.4987	0.4987	0.4987	0.4988	0.4988	0.4989	0.4989	0.4989	0.4990	0.4990

index

著者略歴

三田寺 裕治　みたでら ゆうじ

淑徳大学短期大学部 健康福祉学科　教授
淑徳大学大学院 総合福祉研究科　兼任講師

学歴
東京医科歯科大学大学院 医歯学総合研究科医歯科学専攻 修士課程 医療管理政策学コース修了　修士（医療政策学）
新潟大学大学院 医歯学総合研究科 地域疾病制御医学専攻 博士課程修了　博士（医学）

専門分野
医療経営・管理学，福祉経営学，医療情報学

主な著書
三田寺裕治：医療福祉経営入門，みらい，2019.
三田寺裕治ほか 編著：福祉サービスの組織と経営，弘文堂，2019.
早坂聡久・三田寺裕治 編著：施設経営における会計と税制，ぎょうせい，2011.

本書は，淑徳大学短期大学部からの学術出版助成による刊行物です．

医療・福祉職のための量的研究入門
研究構想から統計解析，論文執筆まで

2023 年 7 月 31 日　1 版 1 刷　　　　　　　　　　©2023

著　者
みたでら　ゆうじ
三田寺　裕治

発行者
株式会社 南山堂　代表者 鈴木幹太
〒113-0034　東京都文京区湯島 4-1-11
TEL 代表 03-5689-7850　　www.nanzando.com

ISBN 978-4-525-04041-3

A04041110101-A